몸에 기적을 일으킨 숨은 약초 활용법
천기누설 약초보감
2
장 질환 편

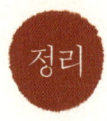

박수경
KBS〈아침마당〉,〈TV유치원하나둘셋〉,〈후토스〉, EBS〈딩동댕 유치원〉, JTBC〈행복카페〉집필
현재─MBN〈천기누설〉,〈엄지의 제왕〉,〈나는 자연인이다〉, EBS〈모여라 딩동댕〉,〈보니하니〉,
애니메이션〈발루뽀〉작가

몸에 기적을 일으킨 숨은 약초 활용법
천기누설 약초보감 2 장 질환편

초판 1쇄 발행 2014년 12월 29일

지은이	MBN〈천기누설〉제작팀
감수	서재걸 김달래 이광연
정리	박수경 전연주
편집	김영혜 권지숙 김민영
발행인	곽철식
발행처	(주)다온북스컴퍼니
출판등록	2014년 9월 18일· 제2014-000247호
주소	서울 마포구 동교로 144, 5층
전화	02-332-4972 팩스 02-332-4872
인쇄와 제본	(주)M프린트
ISBN	979-11-86182-03-1 14510
	979-11-86182-01-7 (세트)

「이 도서의 국립중앙도서관 출판예정도서목록(CIP)은 서지정보유통지원시스템 홈페이지(http://seoji.nl.go.kr)와 국가자료공동목록시스템(http://www.nl.go.kr/kolisnet)에서 이용하실 수 있습니다. (CIP제어번호: CIP2014035020)」

* 이 책은 저작권법에 따라 보호를 받는 저작물이므로 무단전재와 복제를 금하며,
  이 책 내용의 전부 또는 일부를 사용하려면 반드시 저작권자와 다온북스의 서면 동의를 받아야 합니다.

* 잘못되거나 파손된 책은 구입하신 서점에서 교환해 드립니다.

몸에 기적을 일으킨 숨은 약초 활용법

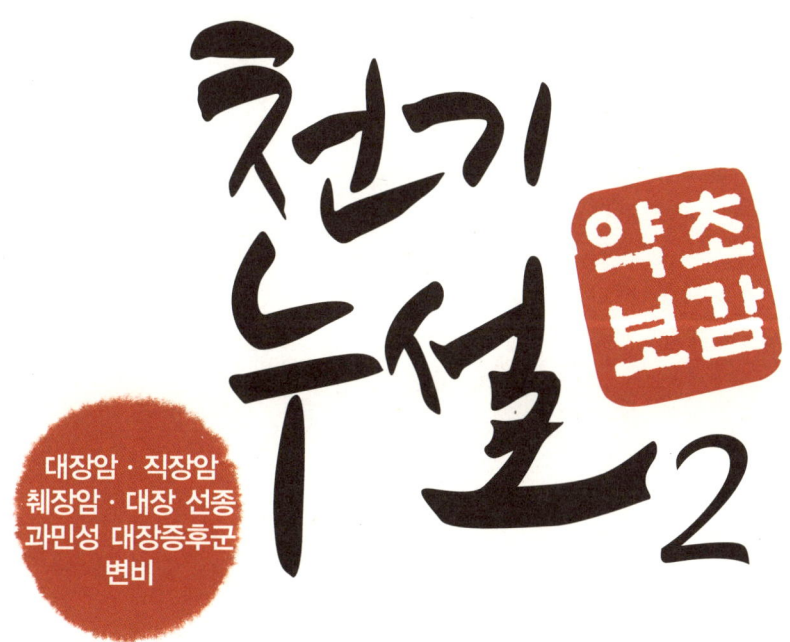

대장암 · 직장암
췌장암 · 대장 선종
과민성 대장증후군
변비

MBN 〈천기누설〉 제작팀 지음 | 서재걸 · 김달래 · 이광연 감수

DAON BOOKS
COMPANY

몸 에 기 적 을 일 으 킨 숨 은 약 초 활 용 법

추천의 글

자연에
답이 있었다

어떤 집안에 경사스러운 일이 일어났습니다. 옆집에 떡을 만들어 전해주면서 같이 기뻐하고 축하 받는 게 인지상정입니다. 만약 이 기쁜 소식을 옆집에 안 알리고 혼자 기뻐한다면 그 기쁨이 정말 오래 갈 수 있을까요? 또 옆집에서 무슨 수로 알아서 축하해 줄 수 있겠습니까? 우리 몸속도 살아있는 생명체(세포)가 60조개나 존재합니다. 이 세포들끼리도 기쁜 소식이나 위험한 정보를 교환해야 세포들의 주인인 우리 몸도 건강할 수 있습니다.

그래서 필요한 게 자연에 존재하는 다양한 생리활성물질과 면역물질들입니다. 사람들이 자연을 멀리 하면서 경험하지 못한 일들을 식물들이 대신 자연과 접해 겪으면서 얻은 수많은 정보를 식물 자신의 몸속에 담아 동물이나 사람들을 통해 전달하고 더불어 살 수 있는 기회를 제공하는 것입니다. 또 사람들에게 부족한 면역성을 채워 줄 수 있습니다. 하지만 사람들은 자연의 파괴로 얻은 여러 원인모를 병들을 치료하지 못하고 화학약품에 의존하고 있는 게 현실입니다.

좀 더 잘 찾아보면 자연에 답이 있습니다.

다만 사람에게 독이 되지 않게 약용이 되는 식물들을 얻을 수 있다면 많은 도움이 될 것입니다. 암을 포함한 많은 질병들은 결국 면역과 관련된 질환입니다. 따라서 면역기능을 항상 유지하고 있는 것이 질병 예방과 치료의 핵심이라 할 수 있습니다. 현대인들은 오래 살고 건강하게 살고 싶어 합니다. 아프지 않고 하고 싶은 일을 하고 살 수 있다면 가장 행복한 삶이 될 것입니다. 그러길 바란다면, 이제 이 책 〈천기누설〉에 집중을 해보는 게 좋겠습니다. 내 건강을 지켜주고 내 생각을 전달해줄 자연의 이야기가 시작되기 때문입니다.

바깥세상이 무섭다고 집에만 있으라고 강조하는 전문가들보다 바깥세상에서 살아가는 법을 알려주는 전문가가 더 필요한 세상이 되었으면 좋겠습니다. 이제 건강은 의학 전문가의 것이 아니라 나 자신의 선택과 결정에 달려 있기 때문입니다. 〈천기누설〉은 건강의 비밀이 저 멀리 하늘에 있는 것이 아니라 알고 보면 우리 가까이에 있다는 사실을 알려주는 의미 있는 책입니다.

2013년 10월 포모나자연의원 대표원장 서재걸 박사

추천의 글

천기누설
약초보감

우리나라의 평균수명은 2011년 기준으로 이미 81세를 넘어서서 세계최고 수준인 일본의 83세와 불과 2년 정도의 차이밖에 없을 정도이며, 여성을 기준으로 보면 84.5세로 이미 세계 최고 수준으로 오래 살게 되었다. 이는 1945년의 평균수명 48세와 비교했을 때 격세지감의 변화라고 볼 수 있는데, 그만큼 오래 사는 사람이 많아졌다는 것을 의미한다. 우리나라는 2000년에 노인인구가 전체인구의 7%로 이미 '고령화 사회'에 진입했고, 노인인구가 전체인구의 14%를 넘어서는 고령사회는 2018년에 진입하고, 2026년에는 노인인구가 전체인구의 20%를 넘어서는 초고령사회에 진입할 것으로 예측하고 있으니 '장수'시대의 염원이 눈앞에 현실화되고 있다.

우리는 산업화 이전보다 잘 살게 되었다. 경제적 발전을 통해 대부분의 사람들이 자동차를 가지게 되었고 편리한 아파트에 사는 사람의 비율이 50%를 넘게 되었으며, 손가락만 가볍게 눌러도 다양한 종류의 전자기기가 우리의 노동력을 대신해주는 꿈같은 삶을 살고 있다. 한 세대 전만 하더라도 새벽부터 늦은 밤까지 일을 해야 했지만 이제는 주5일 근무제가 정착되었고, 집에서 도시

락을 싸가지고 출근하는 사람의 비율은 30%도 되지 않으며, 집에서 밥을 먹는 비율도 점점 떨어지고 있다.

사실 100년 전 우리 선조들이 꿈꿨던 천국의 삶을 우리는 현재 실현하고 있다. 무더운 날에 시원한 얼음을 먹을 수 있고, 엄동설한에 반팔을 입고 실내생활을 할 수 있으며, 간단한 버튼 하나로 자동차의 시동을 걸고, 스마트 폰으로 지구 반대편의 가족과 항상 영상통화를 할 수 있으며 배고픔 없이 하루하루를 살고 있다. 그런데 이런 편리함 속에서도 우리는 많은 것을 놓치고 있다. 맑은 물과 공기는 물론이고 여유와 행복감, 엄마나 아내가 해주던 밥조차 제대로 얻어먹지 못하고 치밀하게 짜여진 사회 속에서 시간에 쫓기고 돈을 쫓느라 세월을 허비하고 있다. 분노와 불안은 우리와 멀리 떨어진 서구사회의 것이 아니라 우리 생활 속 깊숙이 파고 들었고 무관심과 무표정 속에서 우리를 병들게 하고 있다.

이런 상황에서 우리는 행복한 삶을 위해서 스스로의 건강에 대해서 관찰하고 공부해야 한다는 필요성을 느끼게 되었고, 이런 추세에 발맞추어 인터넷이나 방송, 언론 등에서도 일반인들이 스스로 경험한 다양한 건강법에 대한 정보를 제공하고 있다. 이제 인터넷만 두들기면 수많은 정보가 끝없이 실시간으로 쏟아져 나온다. 인터넷은 그 어떤 전문가보다 많이 알고 있고, 빠르고 편리하게 우리가 원하는 것을 던져주고 있다. 그것도 아주 싼값에 말이다.

하지만 인터넷의 정보는 광대하지만 전문성이 부족하고, 화려해 보이지만 진실하지 않을 수도 있기 때문에 일반인들이 원하는 것을 제대로 파악할 수가 없다는 단점이 있다. 또한 요즘 인터넷에서 제공되는 정보 속에는 자신의 주장을 더 많이 그리고 널리 알리기 위해 반드시 알려야할 안전성과 단점을 교묘하게 포장하는 경우도 많기 때문에 더 많이 공부하고 또한 신중하게 선택해야 후회를 막을 수가 있다.

허준 선생이 평생토록 공부해서 정리한 〈동의보감〉 속에는 약 1,700종의 약물과 음식정보가 수록되어 있고, 이시진 선생이 저술한 〈본초강목〉 속에는 약 1,900종의 약물과 음식에 대한 정보가 상세하게 기록되어 있다. 허준과 이시진 선생은 그 당시까지의 많은 학자들이 직간접적으로 경험한 약재와 음식의 특성과 효능, 부작용, 그리고 주의할 점을 자세하게 기록하고자 했으며, 오늘날 기준으로 보더라도 그 정보의 수준이 상당히 높다는 것을 알 수 있다. 왜냐하면 허준 선생과 이시진 선생은 정보를 단순히 전달하려 하지 않고 최고의 전문가답게 직접 검증한 후에 수록했기 때문이다.

이번에 새롭게 출판된 〈천기누설 약초보감〉은 이제까지 MBN 〈천기누설〉에서 방송되었던 다양한 사례자들의 실제 경험을 전문가 그룹이 검증하고 그 치료원리를 설명했다는 점에서 일반인들 가운데 동일한 질병으로 고통 받고 있을 경우에는 따라할 수 있는 친절한 안내서가 될 수 있다고 본다.

어떤 약재나 음식물을 먹고 어느 정도의 치료효과를 발휘하기 위해서는 재료의 특성과 효능, 부작용과 용량, 용법, 그리고 복용기간이 제대로 전달되어야 기대했던 치료효과를 얻을 수 있다. 아무리 오래된 산삼이나 깊은 산속의 버섯이라고 할지라도 모든 사람에게 다 좋은 것은 아니다. 요즘 널리 사랑받고 있는 홍삼만 해도 그렇다. 홍삼도 인삼과 마찬가지로 몸이 차고 맥이 약한 소음인 체질에게 좋은 약재이고, 다른 체질인 경우에는 오랫동안 먹으면 상당한 부작용이 나타난다. 실제로 내과학회지에 실린 논문을 보면 모대학병원에 간 손상으로 내원한 환자들이 복용한 건강기능식품을 분석했더니 홍삼과 칡 뿌리가 첫 번째였다.

이 세상에는 수많은 종류의 음식과 약이 존재하지만 자신의 체질에 맞고 병에 필요한 약은 그리 많지 않으며, 박씨가 먹고 나서 좋은 효과를 봤다고 해서 김씨에게도 동일한 효과를 발휘하는 것은 아니다. 참마는 산속에서 나는 약이라고 불릴 정도로 좋은 약재이지만 소화력이 좋고 살이 잘 찌는 태음인 체질에게 좋은 약이면서 음식이다. 소화력이 약하고 살이 잘 찌지 않는 마른 체격의 소음인 체질에게는 먹지 않는 것만 못한 것이다.

음식과 약재의 특성에 대해 제대로 알고 먹으면 쌀도 보약이 될 수 있고, 물도 뛰어난 약이 될 수 있다. 배고픈 사람에게는 밥이 보약이고, 목마른 사람에게는 시원한 우물물이 그 무엇보다 좋은 약이 될 수 있다. 그래서 허준 선생은 〈동의보감〉 탕액편의 맨 앞부분에 33가지 종류의 물에 대해 각각의 특성을 기록했고, 그 특성을 잘 이용해서 뚜렷한 효과를 볼 수 있도록 배려했던 것이며, 쌀과 보리를 비롯한 오곡에 대해서까지 특성과 효능을 상세히 서술했던 것이다.

다온북스에서 출판한 〈천기누설 약초보감〉은 방송에 등장했던 사례자가 실제로 겪었던 질병치료 경험을 다양한 각도에서 검증하고 그 치료법을 공유하는 데 편리함이 있도록 엮었기 때문에 많은 사람들에게 도움을 줄 수 있을 것으로 생각한다. 다만 그들이 경험했던 것이 모든 사람들에게 동일하게 적용될 수는 없으며, 때로는 좋은 쪽으로 반응을 보일 수도 있지만 때로는 부작용을 나타낼 수도 있다는 점을 인식해야 한다. 왜냐하면 그들과 동일한 질병에 걸렸던 사람들 가운데서도 같은 약재나 음식을 복용하고도 별다른 효과를 보지 못했지만 또 다른 방법으로 좋아진 사람들도 많았기 때문이다. 따라서 어떤 하나의 약재나 음식으로 빠른 효과가 나타나지 않았다고 해서 낙담하지 말고 더 열심히 공부하고 전문가를 찾아서 상담할 필요가 있다는 점을 제안 드린다. 아무쪼록 이 책을 통해 우리 주위의 모든 사람이 백세를 살면서 더욱 건강하고 행복하기를 기대한다.

2014년 가을, 잠실 연구실에서 김달래 한의학 박사

추천의 글

이 책만 있으면 어렵지 않게
건강을 위한 음식과 약차를 만들 수 있다

MBN의 〈천기누설〉은 미스터리한 현상에 대해 다양한 방향에서의 해석과 새로운 접근방식으로 널리 알려져 있는 프로그램입니다. 몇몇 인연으로 〈천기누설〉 팀에서 간혹 저에게 의학적 검증을 위해서 인터뷰를 요청하는 경우가 있었습니다. 환자를 진료하던 중 〈천기누설〉 팀에서 인터뷰 요청 전화가 오면 깜짝깜짝 놀라고 걱정이 앞서는 경우가 많습니다. '이번엔 어떤 주제로, 어떤 질문으로 나를 괴롭히려고 그러나?' 하는 생각이 들기 때문입니다. 천기누설 팀의 질문은 다른 방송 프로그램과 달리 다양하고 자료준비도 많이 해야 하고 생각을 많이 해야만 하는 심도 깊은 질문이 많기 때문입니다. 〈천기누설〉의 인터뷰에 임하기 위해서는 저도 잊고 있었던 자료들을 찾고, 치열하게 검증하는 수밖에 없었습니다. 그러던 중에 오늘 받은 연락은 기쁘기 그지없었습니다. 드디어 〈천기누설〉의 방송 내용을 모아서 책으로 엮었으며, 미천하지만 저의 추천사를 부탁하는 연락이었습니다. 그동안 〈천기누설〉 방송을 보면서 좋은 내용들을 일목요연하게 정리하여 책으로 내었으면 더욱 좋겠다는 생각이 실현된 것입니다. 기대하는 마음으로 원고를 읽다보니 어느새 처음부터 끝까지 탐독하게 되었습니다.

암과 같은 여러 불치병으로 고통받고 있는 환자분들은 명확한 치료방법이 없기 때문에 다양한 민간요법과 식이요법을 찾게 되는 경우가 많습니다. 간혹 좋은 결과가 나오는 경우도 있지만, 때에 따라서는 자신의 체질과 질병 상황에 맞지 않아 오히려 독이 되는 경우도 있습니다.

이 책에서는 우리 주변의 다양한 식재료들이 건강의 어떤 면에 도움이 되는지, 그 이유를 과학적으로 분석하며, 동시에 많은 전문가들의 인터뷰 내용을 첨부하여 도움이 되는 부분과 주의해야 할 부분을 명확히 언급하고 있습니다. 또한, 식재료를 요리하거나 차로 만드는 방법을 사진과 함께 자세히 설명하여, 어떤 사람이라도 이 책만 있으면 어렵지 않게 건강을 위한 음식과 약차를 실생활에서 바로 만들 수 있도록 세세히 신경쓴 점이 눈에 띄었습니다. 이처럼 다양한 내용을 심도있게 정리하고 명료하면서도 이해하기 쉽도록 간결히 설명하는 옥고(玉稿)를 발간하심에 다시 한번 축하드립니다.

〈동의보감(東醫寶鑑)〉 내경편(內景篇)의 신형(身形)에 보면 學道無早晩이란 말이 있습니다. 이 말은 "도(道 - 도리, 올바른 길, 양생법)를 배우는 데는 빠르고 늦은 것이 없다"는 뜻입니다. 건강을 지키고 질병을 치료하는 데는 빠르고 늦은 것이 없습니다. 바로 지금부터 시작하면 되는 것입니다. 이 책을 읽으시는 모든 분들께서 이 책과 함께 항상 건강하시고 행복하시길 바랍니다.

2013년 10월 이광연한의원 원장 이광연 박사

목차

2권 · 장 질환

대장암

42회 개똥쑥 18	항암 효과가 매우 뛰어나다. 미국 워싱턴대학 연구팀은 기존 항암제에 약 1,200배에 해당하는 효능이 있다는 연구 결과를 발표했다.
51회 바위솔(와송) 24	면역력을 증진시키고, 암세포의 발생 및 전이를 방지한다. 와송의 특수 에탄올 성분이 각종 염증 질환을 완화시키는 데 도움이 된다.
53회 부처손 28	치질로 인한 출혈, 혈변, 혈뇨 등의 증상을 완화시킨다. 인후암, 폐암, 자궁경부암 등에 효과를 보인다.
59회 무화과 34	소화를 돕는 피신과 섬유질이 풍부해 장의 운동을 활발하게 하여 장을 튼튼하게 한다. 무화과의 벤즈알데히드에는 대장암을 유발시키는 암세포의 생성을 억제하는 효과가 있다.
68회 가지 38	가지의 식이섬유가 변비 등의 질환을 개선해줄 뿐 아니라 장내의 노폐물을 배출시켜 그 기능을 강화시킨다.
68회 청국장 42	대두의 이소플라본이라는 물질이 청국장 형태에서 더욱 풍부해져 더욱 큰 항암 효과를 낸다.
70회 견과류 46	견과류에는 암세포 성장을 느리게 하는 토코페롤과 파이토스테롤 등이 풍부하다.
74회 구기자 52	비타민C가 풍부하여 면역력 강화 및 피로 회복에 효능이 있다. 구기자의 베타인은 간 해독 기능을 향상시킨다.

직장암

51회 삼백초와 짚신나물 58	삼백초와 짚신나물을 함께 먹을 경우 그 효과가 더 커질 수 있고, 항산화 작용을 통해 암세포의 성장을 억제한다.
55회 비파주 62	비파 열매는 정상세포에는 영향을 주지 않고 암세포만 파괴하는 항암 효과가 있다고 한다. 또한 비파의 잎에는 아망다린이라는 성분이 함유되어 있어 이뇨 작용과 피로회복에 도움이 된다.
61회 쥐눈이콩 66	이소플라본이 항산화, 항염증 작용을 하여 암세포의 성장을 저해하고, 여성 호르몬에 관여하여 여성 호르몬과 관련한 암 질환을 예방하고 치료하는 데 좋다.

64회 당귀 잎 72	성질이 따뜻하여 혈액 생성을 촉진하는 보혈제의 역할을 하며 비타민 B12를 비롯해 엽산류 등을 다량 함유하고 있어 빈혈을 예방한다.
64회 아마 씨앗 76	아마 씨 껍질에 들어있는 식이섬유소인 리그난과 아마 씨 기름에 들어있는 필수지방산인 알파리놀렌산이 각종 암을 예방한다.
79회 쑥뜸 80	오래된 쑥은 오장육부를 편안하게 하고 기력을 북돋아 준다. 특히 따뜻한 성질의 약쑥을 햇볕에 말려 보관하면 그 따뜻한 성질이 오래간다.

췌장암

| 73회 말린 채소 86 | 말린 음식은 건조를 통해 장기 보관이 될 뿐 아니라 소화가 적은 양으로도 쉬우며, 비타민,열량, 미네랄 등 각각의 영양소를 보다 더 농축된 형태로 섭취할 수 있어 환자들의 회복을 돕는 데 매우 효과적이다. |

대장 선종

| 70회 우엉 90 | 항암 효과가 뛰어나다. 우엉의 껍질에는 인삼의 주성분으로 알려진 사포닌이 함유되어 있다. |

과민성 대장증후군

| 21회 지장수 94 | 황토로 만든 물로 냉증, 신경통, 관절염 등에 효과가 있다. 황토 속의 칼륨, 마그네슘 등이 몸의 붓기를 가라앉히고, 혈액 순환을 돕는다. |

변비

| 45회 티베트 버섯 98 | 변비를 예방 및 치료한다. 티베트 버섯의 유익한 유산균들이 장내의 미생물 들의 균형을 이루게 하고 장 점막의 면역 기능을 활성화 시켜준다. |

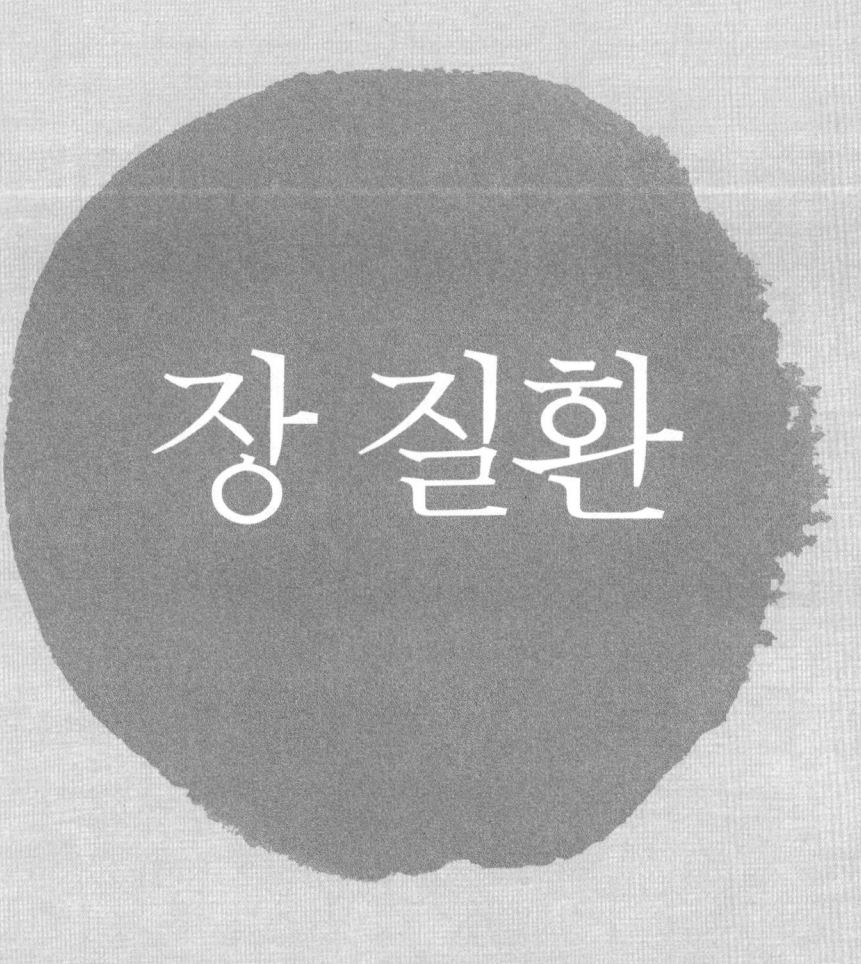

장 질환

개똥쑥

42회
면역력을 높이는 약초_대장암

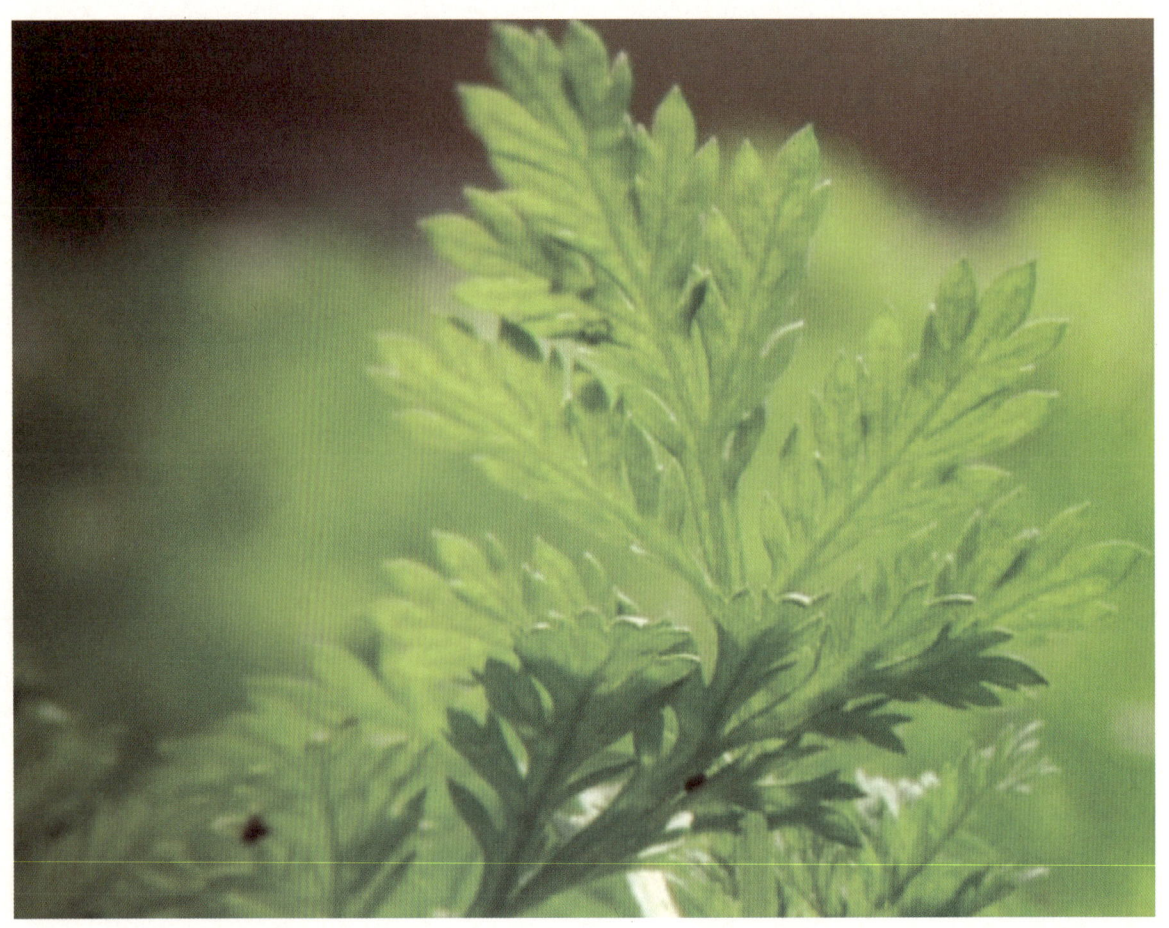

18　　　　　　　　　　　　　　　　　　　　　　　　　　　　개똥쑥

국화과의 한해살이풀로 보통 꽃이 피기 전에 채취하여 뿌리부터 잎까지 약용으로 이용된다. 잔잎쑥, 개땅쑥이라고도 불리며 길가, 빈터, 강가에서 잘 자란다.

풀 전체에 털이 없고 고유의 특이한 냄새가 난다. 6~9월에 녹황색의 꽃이 피는데 작은 두상화가 이삭처럼 달려 원추꽃차례를 이룬다. 열매는 수과로 길이가 약 0.7mm이다. 줄기는 녹색이고 잎은 어긋난다.

개똥쑥은 일반 쑥에 비해 털이 없고 매끈한 줄기를 가지고 있다.

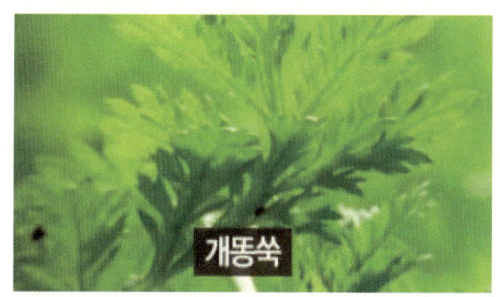
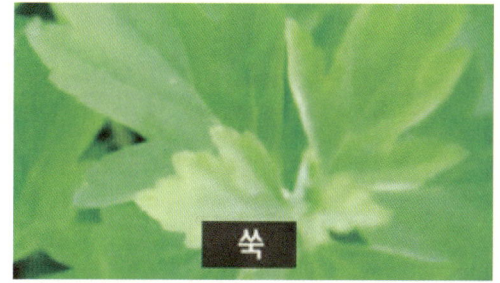

약효

독이 없고 장기 복용하면 만성질환을 치료한다. 〈동의보감〉

효능

1. **항암 효과가 매우 뛰어나다.**
   미국 워싱턴대학 연구팀은 기존 항암제에 약 1,200배에 해당 하는 천연 항함제 효능이 있다는 연구 결과를 발표했다.

2. **면역력을 강화시킨다.**
   개똥쑥의 플라보노이드 성분이 우리 몸의 불필요한 열을 내리고 면역력을 증강시켜주어 잔병치레를 막는 데 도움이 된다.

3. **피로회복 및 소화 불량에 좋다.**

4. **피부 미용에 좋다.**
   목욕 및 세안 시 개똥쑥 달인 물을 희석해 사용하면 염증성 피부 질환을 가라앉히고 피부 결을 부드럽게 한다.

5. **해열 작용이 있다.**
   개똥쑥의 성질이 차기 때문에 평소에 열이 많은 사람들에게는 매우 유용하다.

활용 방법

- **개똥쑥 잘 먹는 방법**

    1. 꽃이 피기 전 초가을에 수확해 햇볕에 완전 건조시킨다.
    2. 씨가 맺힌 꼭대기 부분(상잎)을 주로 사용한다.
       *꽃이 피기 전 씨가 맺힌 꼭대기 부분이 약효가 가장 좋다.

- **섭취 시 주의사항**

    성질이 차기 때문에 평소 몸이 차고 소화가 잘 안되는 경우, 간혹 식욕 감퇴, 복통, 구토, 설사 등의 증세가 나타날 수 있기 때문에 전문의의 소견 후 복용하도록 한다.

- **개똥쑥 차**

    재료: 말린 개똥쑥 20g, 물 2L
    1. 말린 개똥쑥과 물을 팔팔 끓인다.
    2. 물이 끓어오르면 불을 끄고 완전히 식힌다.
    3. 냉장 보관하여 수시로 마신다.

- **개똥쑥 뿌리**

    1. 다 자란 개똥쑥의 잔뿌리를 채취해 씻어 말린다.
    2. 육수를 내 닭백숙 등의 요리에 사용한다.

*닭백숙에는 마른 뿌리를 함께 넣어 끓여도 좋다.

● 개똥쑥 새순 쌈

개똥쑥 새순을 뜯어 깨끗하게 씻어 쌈용 채소로 먹는다.

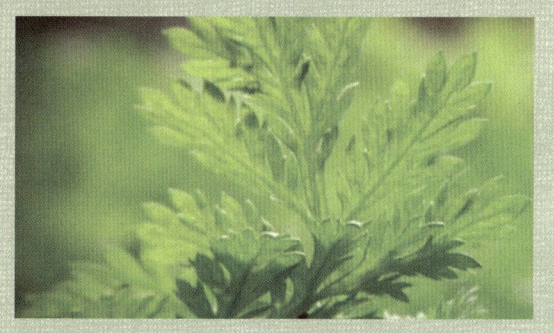

바위솔 (와송)

51회
토종 약초의 효능_대장암

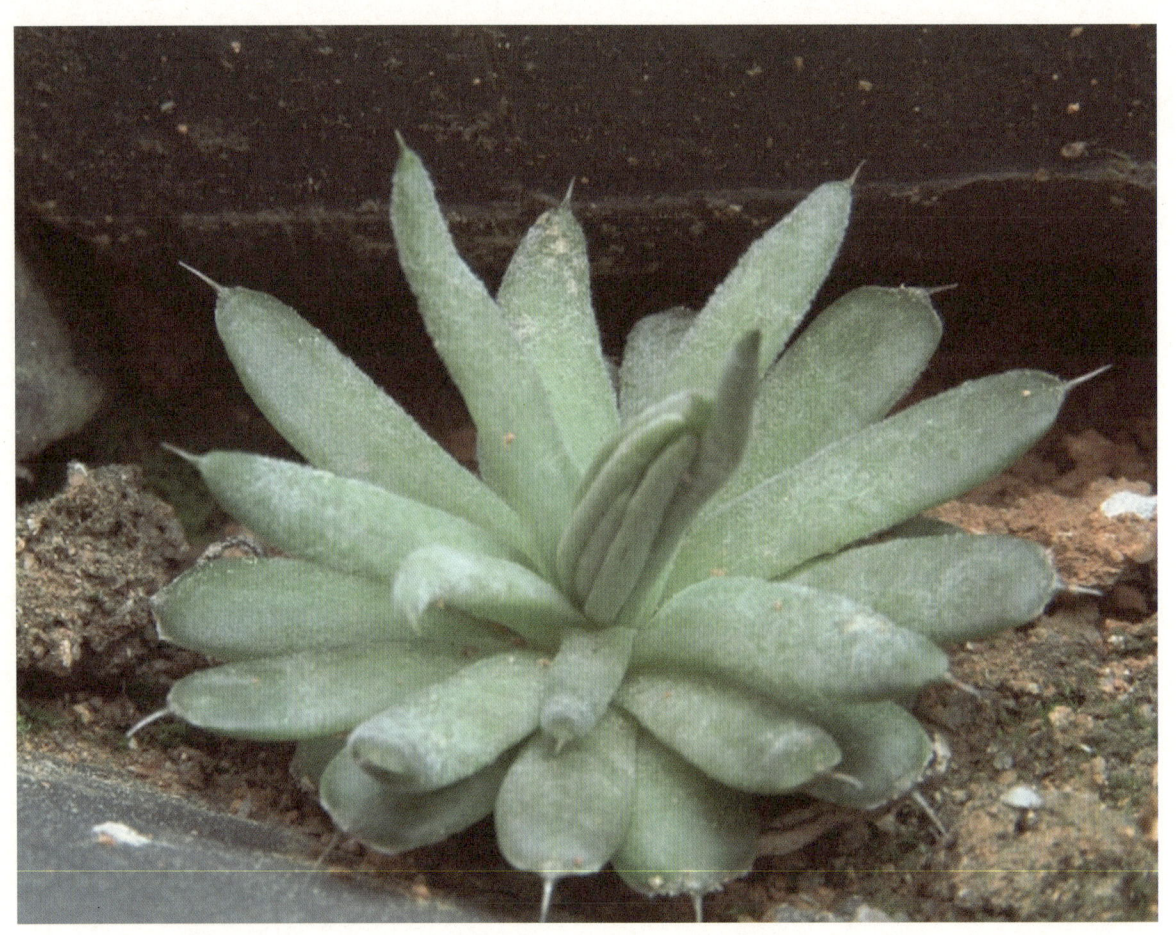

돌나물과의 다년생 식물로 바위솔의 한 종류이다. 소나무를 닮았다 하여 와송瓦松이라 하며 꽃을 피운 후에는 생을 마감한다. 꽃은 주로 생후 2년 뒤에 피어난다.

약효

작엽하초昨葉荷草

일명 '와송'이라 불리며 곡식을 잘못 먹어 생기는 설사와 피 설사를 낫게 한다. 〈동의보감〉

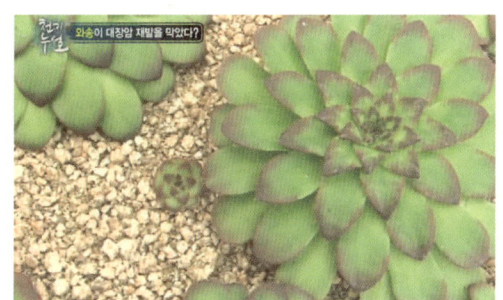
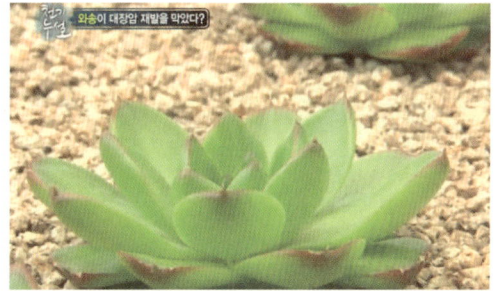

다양한 바위솔

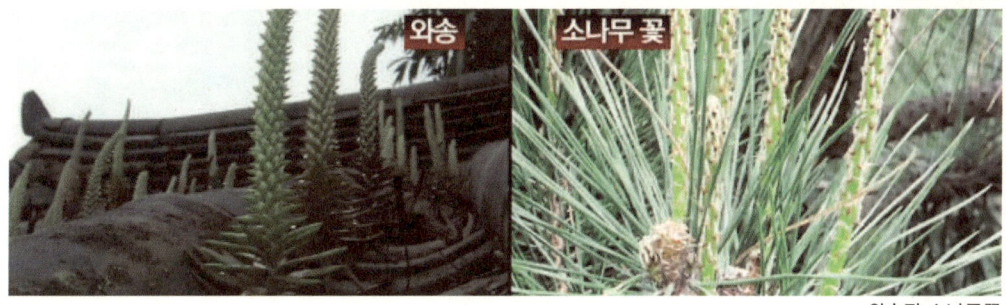

와송과 소나무꽃

효능

와송에 항암 효과가 있다고 알려져 있지만 연구는 아주 기초적인 단계에 머물러 있다.
임상에 적용하기에는 근거가 부족하며 와송으로 질병을 극복했다고 보기는 어렵다.

1. 항암 작용이 있다.
   면역력을 증진 시키고, 암세포의 발생 및 전이를 방지한다.

2. 항염 작용이 뛰어나다.
   와송의 특수 에탄올 성분이 각종 염증 질환을 완화시키는 데 도움이 된다.

3. 해독작용을 한다.
   손상된 간의 기능을 재생, 회복시키는 데 좋다.

4. 피를 맑게 한다.
   혈류를 증진시켜 피를 맑게 하며, 콜레스테롤과 중성지방 수치를 낮춰준다.

5. 피부를 건강하게 한다.

아토피 등의 피부 질환을 치료해주며 와송으로 즙을 내 피부에 바를 경우 보습 및 미백 효과를 얻을 수 있다.

활용 방법

가을철 꽃대가 올라온 와송을 생으로 먹는 것이 가장 좋다. 생와송은 시고 쓴 맛이 강하므로 요구르트 등과 함께 갈아 마시면 먹기 편하다.

• 와송 발효액
1. 와송과 흑설탕을 1:1의 비율로 버무려 항아리에 담는다.
2. 1년 후, 와송 건더기는 건져내고 2년간 추가 발효시킨다.
3. 뜨거운 물에 발효액을 타 마신다.

• 와송 분말
1. 가을에 채취한 와송을 깨끗하게 씻어 말린다.
2. 분쇄기에 넣어 가루로 만든다.
3. 와송 분말에 와송 발효액을 넣어 죽 상태로 만든다.
4. 매일 아침 공복에 밥공기에 1/4 정도의 양을 먹는다.

부처손

51회
건강을 지키는 약초_대장암

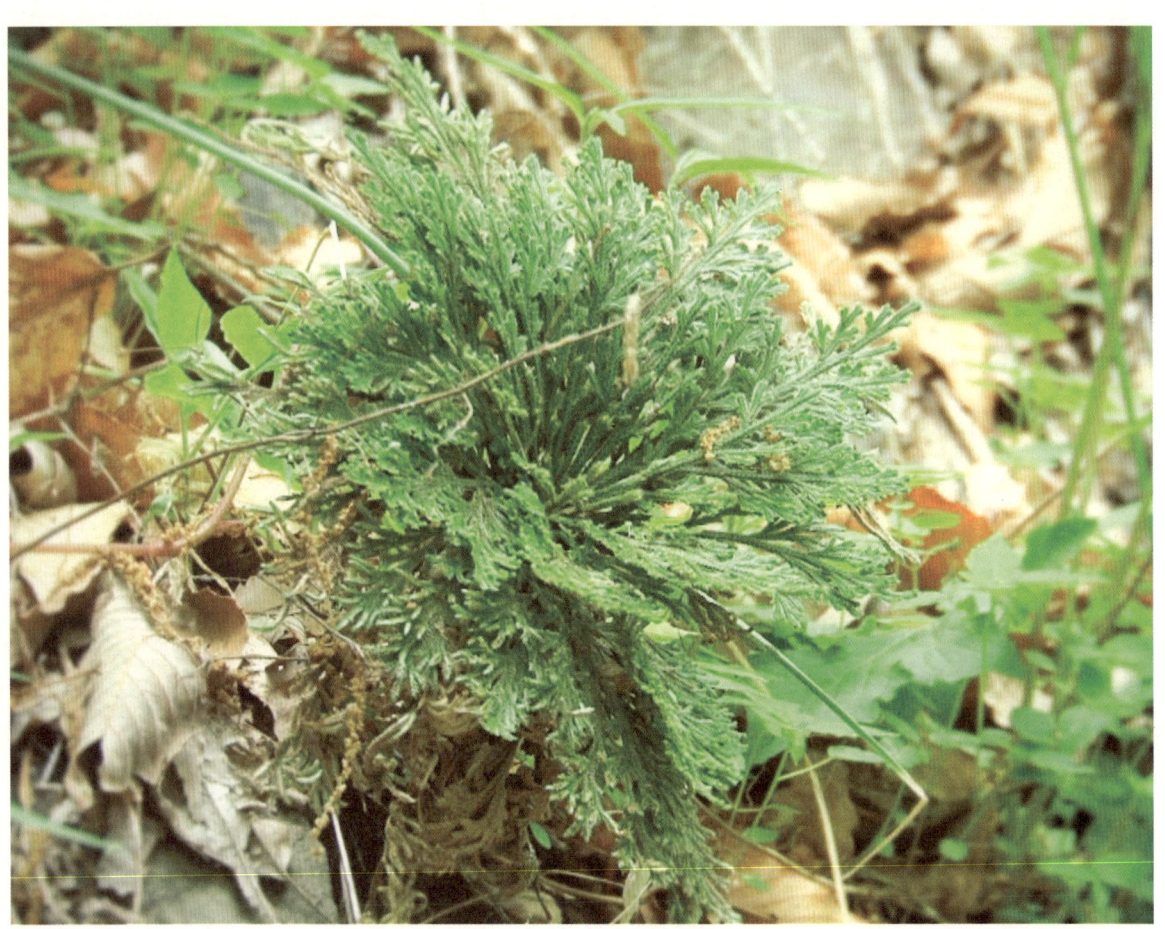

부처가 넓게 감싸 안아주는 손 모양과 비슷하다 하여 '부처손'이라고 불리는 여러해살이풀로, 바위손, 만년초, 불사초로 불리기도 하는데, 부처손속 양치식물을 모두 이르는 말이다.

잎이 주먹을 쥔 것처럼 생겼다. 바위에서 빗물과 이슬만으로 생명을 이어나간다. 높이가 약 20cm 정도까지 자라나는데, 건조할 때는 가지가 수축되어 공처럼 되었다가 습기가 있으면 다시 활짝 피어난다.

약효

부처손은 간암, 폐암, 종양 등에 다양한 효과를 나타낸다. 〈출처: 효성 여자대학교 약학과〉

부처손의 혈액암세포에 대한 항암 효과는 세포 자살 유도에 의한 결과이다. 〈출처: 원광대학교 한의과대학〉

부처손 권백(卷柏)은 월경불순, 불임 등 여성 질환에 효과가 있으며 구워서

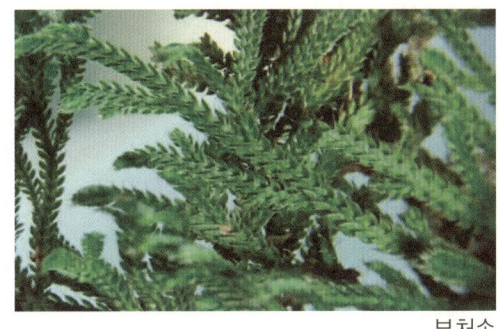
부처손

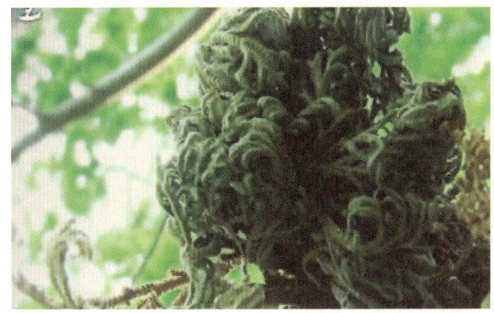
건조할 때 부처손

쓰면 지혈 작용을 한다. 〈동의보감〉

🌱 효능

1. **지혈 작용이 있다.**
   치질로 인한 출혈, 혈변, 혈뇨 등의 증상을 완화시킨다.

2. **항암 효과가 있다.**
   인후암, 폐암, 자궁 경부암 등에 효과를 보인다.

3. **신장 강화 기능이 있다.**
   부처손을 꾸준히 섭취하면 신장 기능이 회복 및 향상되며 이뇨 작용을 원활히 하여 결석 등에 효과가 있다.

4. **혈액 순환을 돕는다.**
   혈액의 흐름이 원활하지 못해 생기는 어혈을 풀어주며 혈액을 맑게 한다.

활용 방법

- **섭취 시 주의사항**

  부처손을 햇볕에 말린 것: 파혈작용 - 혈액의 흐름을 왕성하게 한다.
  *임산부, 암 환자 등은 섭취를 삼간다.

  부처손을 그늘에 말린 것: 지혈작용 - 출혈을 적절히 막아준다.

- **부처손 달인 물**

  재료: 부처손 7~8g, 물 2L
  1. 깨끗하게 씻은 부처손을 준비한다.
  2. 센 불로 끓이다가 물이 한 번 끓어오르면 약한 불에서 7분 정도 더 달인다.
  3. 냉장 보관하여 수시로 마신다.

- **부처손 밥**

  밥을 지을 때 깨끗하게 씻어 이물질을 제거한 부처손을 올려 짓는다.
  *밥을 지을 때 넣는 부처손은 먹지 않는다.

- **부처손 된장찌개**

  된장찌개를 끓일 때 부처손 적당량을 넣어 끓인다.

- **부처손 튀김**

 약간 질긴 식감의 부처손을 통으로 먹기 위해선 튀김으로 먹어도 좋다.

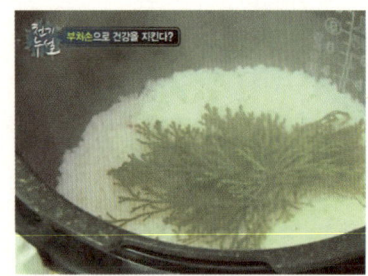
부처손 밥

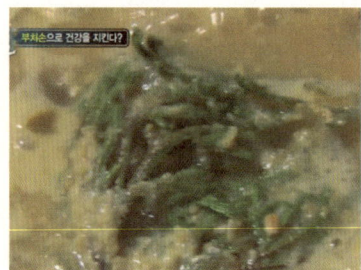
부처손 된장찌개

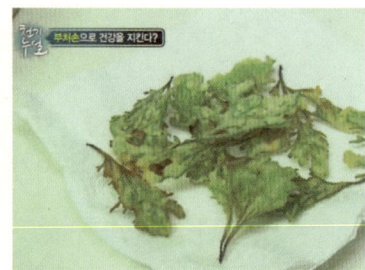
부처손 튀김

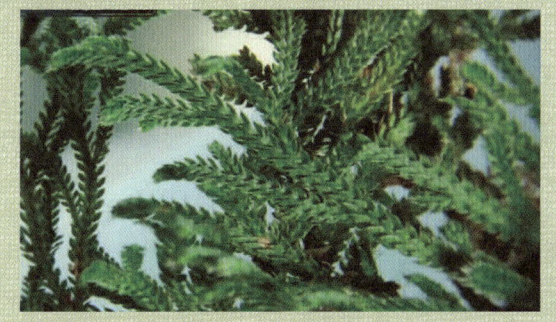

무화과

59회
알고 먹으면 약이 되는 귀화 과일_대장암

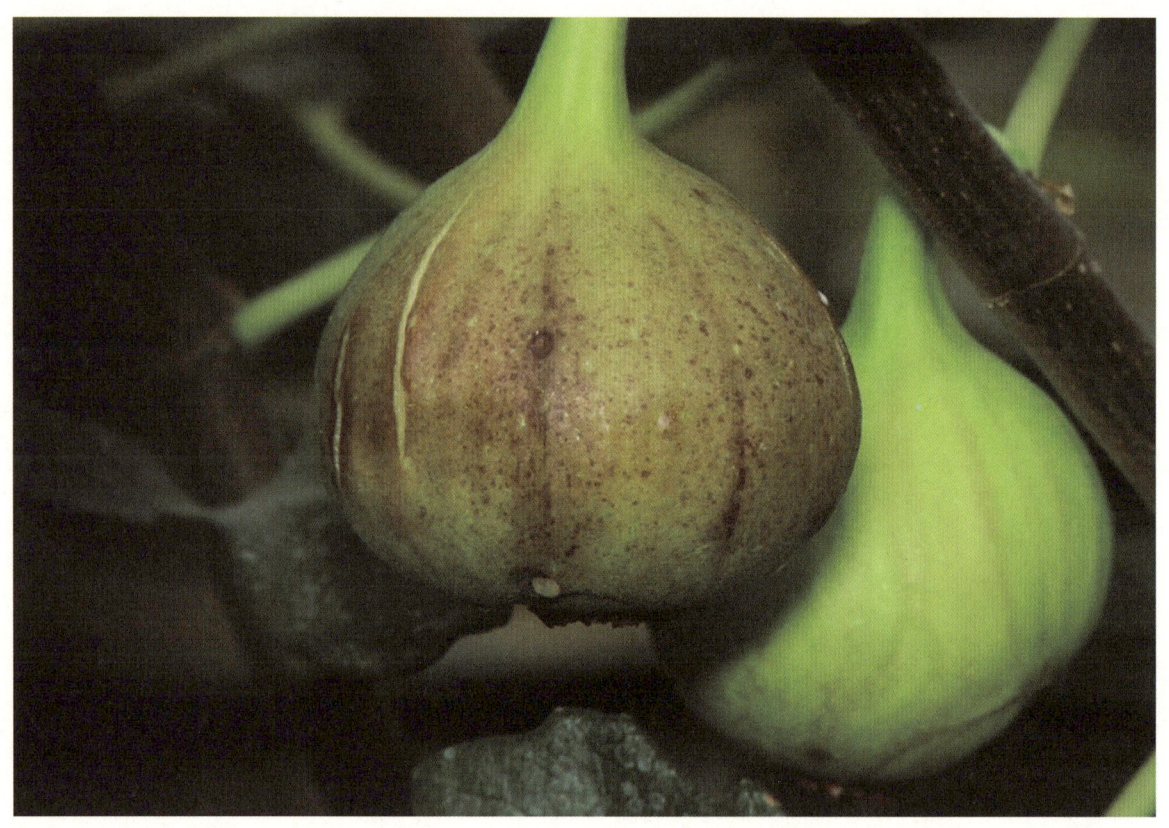

꽃을 피우지 않고 열매를 맺는다 하여 무화과 無花果라 불린다.

엄밀히 따지면 꽃이 피지 않는 게 아니라, 과육 자체가 바로 꽃이다. 본래 서부 아시아와 지중해 연안이 원산지로 로마시대 검투사들의 강장제로 쓰였다고 전해진다. 또한 고대 이집트의 클레오 파트라가 즐겨 먹었다고 한다. 국내에는 19세기 후반 일본을 통해 전해져 왔으며 1970년대 새마을 산업의 일환으로 영암에서 재배되기 시작했다.

약효

맛이 달고 식욕을 돋우며 소화를 촉진한다. 설사를 멎게 하는 효과가 있다. 〈동의보감〉

효능

1. 장을 건강하게 한다.
    소화를 돕는 피신과 섬유질이 풍부해 장의 운동을 활발하게 하여 장을 튼튼하게 한다.

2. 항암 효과가 있다.
    무화과의 벤즈알데하이드에는 대장암을 일으키는 암세포의 생성을 억제하는 효과가 있다.

3. 변비를 예방한다.
무화과에는 펙틴이 다량 함유되어 있어 변비를 예방한다.

4. 면역력을 높인다.
무화과의 쿠엔산이 당과 지방, 단백질을 잘 분해하여 에너지를 효율적으로 만들어내며 칼슘, 철분, 폴리페놀 등이 풍부해 면역력 강화에 도움을 준다.

5. 눈을 건강하게 한다.
무화과는 항노화 작용하여 노안을 예방하며, 신경 조직의 변성에 의해 시력이 저하되는 호반변성의 증상을 개선하는 데 효능이 있다.

6. 치질 및 무좀 치료에 도움이 된다.
예로부터 무화과 나뭇잎으로 즙을 내 치질 환부에 바르면 낫는 요법이 전해져온다.

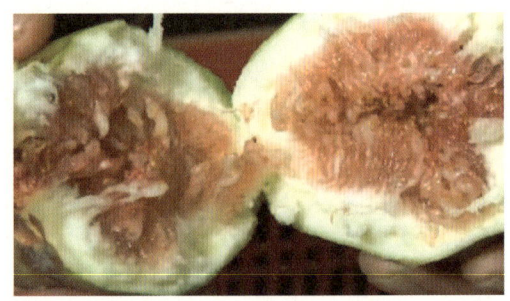

무화과 단면

🌿 활용 방법

- **무화과 생과로 즐기기**

  무화과는 익기 시작하는 7월 중순부터 10월까지 생과로 섭취한다.

- **무화과 효소**

  무화과는 잘 무르고 보관이 어려워 사시사철 먹기가 어렵다.
  효소 등으로 만들면 보관 및 장기 복용이 가능하다.

- **무화과 효소를 만들 때 주의할 점**

  무화과 자체가 설탕을 스폰지처럼 흡수해 용기의 윗부분은 효소가 되지만, 아랫부분은 잼이 되는 등 온전한 효소만 얻기는 어렵다. 그러므로 효소를 담을 때는 반드시 덜 익은 무화과를 반으로 잘라 쓴다.

  재료: 덜 익은 무화과, 설탕
  1. 덜 익은 무화과를 깨끗하게 씻어 반으로 잘라 준비한다.
  2. 3개월 정도 발효 후, 열매를 건져 2차 숙성을 한다.
  3. 식후에 한 잔씩 마시고 밤에 따뜻하게 마시면 좋다.

가지

68회
매일 먹는 건강 식품_대장암

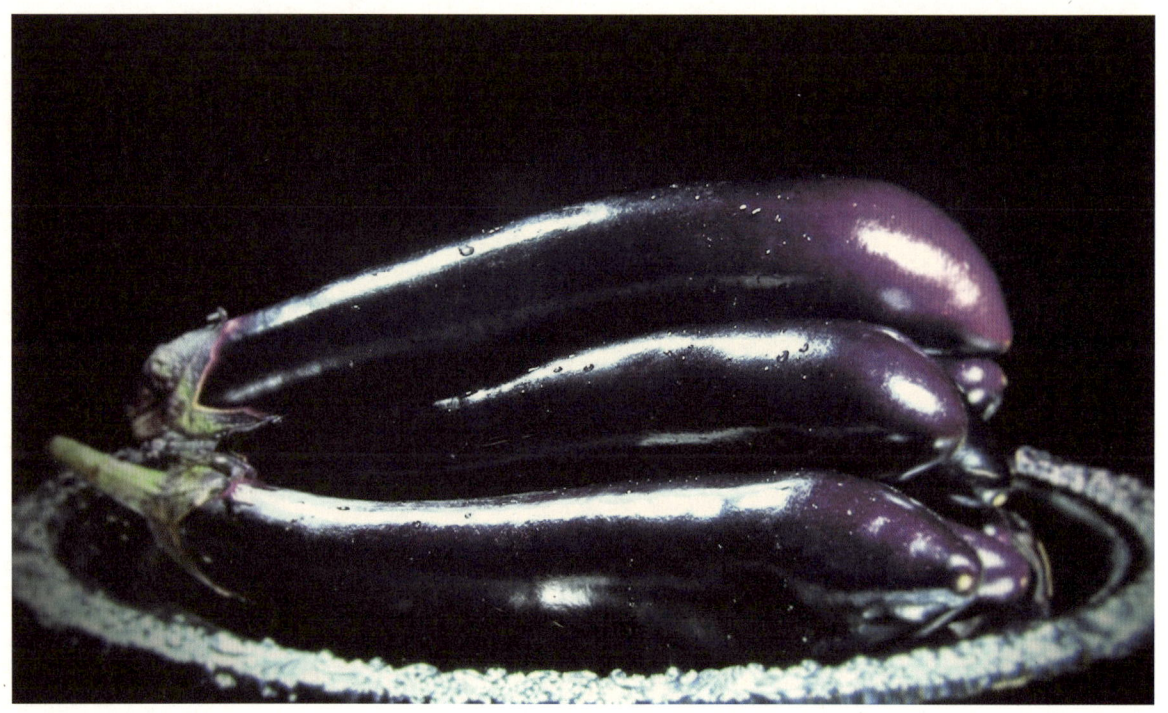

가지는 인도가 원산지이며, 열대와 온대에 걸쳐 재배된다. 높이는 60~100cm 정도로, 식물 전체에 별 모양의 회색털이 난다. 줄기는 짙은 보라색을 내며 달걀 모양의 잎이 어긋난다. 6~9월에 연보라색 꽃이 피며 품종에 따라 달걀 모양, 공 모양, 방망이 모양 등 생김새가 다른 열매가 달린다. 가지 열매는 칼로리가 낮고 수분이 94%나 되어 대표적인 건강, 다이어트 식품이다.

약효

가지에는 안토시아닌, 파이토케미컬, 비타민C 등의 영양분이 가득 하다. 가지의 글리코 알카로이드가 인체의 대장암세포와 간암세포의 성장 억제 효과를 보였다. 〈출처: 경남과학기술대학교 / 부산대학교 / 토야마대학교〉

효능

1. 장 기능을 강화해준다.

    가지의 식이섬유가 변비 등의 질환을 개선해줄 뿐 아니라 장내의 노폐물을 배출시켜 장 기능을 강화시킨다.

2. 항암 효과가 있다.

가지의 폴리페놀, 안토시아닌 등이 암 발생을 억제한다.

3. 해열 효과가 있다.

가지는 한의학적으로 성질이 찬 식재료로 분류되는데, 수분 함량이 매우 많아 열이 날 때 부족한 수분을 보충하는 데 매우 좋다.

4. 피로회복에 좋다.

가지에 다량 함유된 비타민이 세포들의 움직임을 좋게 하고 만성 피로 및 스트레스 해소에 도움이 된다.

활용 방법

- **가지 김치**

  재료: 가지, 김치 속 재료

  1. 깨끗하게 씻은 가지를 5~6cm 길이로 토막 낸다
  2. 토막 낸 가지에 1/3 만큼의 길이로 십자 모양 칼집을 낸 뒤, 찜통에 찐다.
  3. 오이, 무, 부추 등을 채쳐 갖은 양념으로 버무려 준비한다.
  4. 삶은 가지를 식힌 뒤, 칼집을 벌려 김치 속 재료를 적당히 넣는다.

- 가지 말이

    재료: 가지, 각종 채소(파프리카, 팽이버섯, 새싹 채소 등)

    1. 가지를 얇게 썰어 들기름에 살짝 굽는다.
    2. 각종 채소를 가지 넓이와 비교해 많이 길지 않도록 적당한 크기로 채 썰어준다.
    3. 구운 가지에 여러 가지 채소들을 조금씩 넣고 돌돌 말아준다.
    4. 미나리를 데쳐 묶어 고정시켜도 좋다.
        *다양한 드레싱과 함께 곁들어도 좋다.

- 가지 양념 밥

    1. 가지를 5~6cm 길이로 토막 내어 찜통에서 20분간 찐다.
    2. 찐 가지를 찬물에 담가 식힌 후, 결대로 잘게 찢는다.
    3. 찢은 가지를 꼭 짜 물기를 뺀다.
    4. 양파, 마늘, 간장, 설탕, 식초, 들기름 등을 적당량 섞어 양념장을 만든다.
    5. 갓 지은 밥 위에 가지를 소복하게 올리고, 양념장을 뿌려 먹도록 한다.

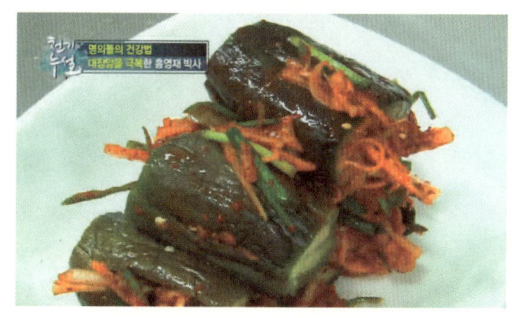
가지 김치

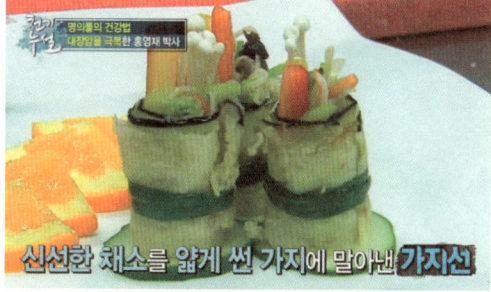
가지 말이

청국장

68회
항암 작용을 하는 발효식품_대장암

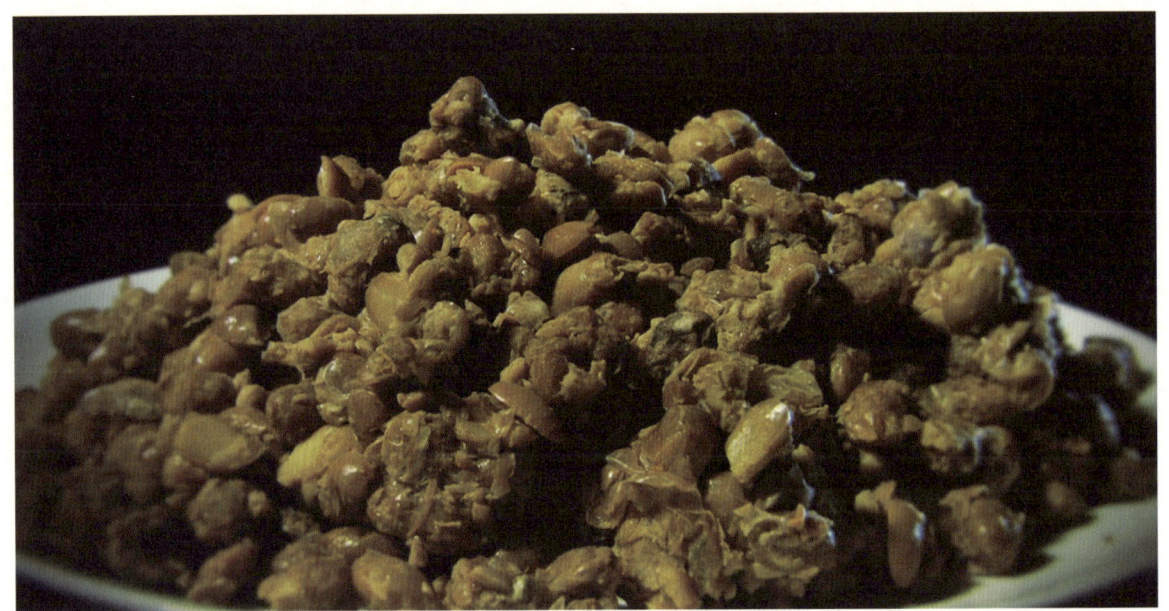

삶은 콩을 뜨뜻한 아랫목에서 2~3일간 발효시켜 만드는 청국장은 독특한 향과 콩의 식감이 그대로 살아 있어 많은 이들이 즐겨 찾는 대표적인 우리나라의 발효식품이다.

콩을 발효한 식품류 중에 가장 짧은 기일 안에 만들 수 있는데, 전통적으로는 가을부터 이듬해 봄까지 주로 추운 계절에 만들어 먹었다. 조선 숙종 1715년 실학자 홍만선이 쓴 〈산림경제〉에는 전국 장戰國醬이라는 이름으로 기록되어 있는데, 전시에 단기 숙성으로 먹은 데서 유래한다. 일본의 낫토와 유사하지만 낫토는 일본 정부가 허가한 낫토균을 사용해 발효하여 일정한 맛을 내는 한편, 청국장은 콩의 크기, 색에 상관없이 삶은 콩에 볏짚을 넣어 자연발효 시키므로 볏짚의 바실리스균과 공기 중의 발효균으로부터 영향을 받아 언제, 어디서, 어떻게, 누구에 의해 만들어지느냐에 따라 다양한 맛을 낸다.

효능

대두의 이소플라본이라는 물질이 청국장 형태에서 더 풍부해져 더욱 큰 항암 효과를 낸다.

1. 뛰어난 항암 작용을 한다.
청국장의 제니스테인이 유방암, 결장암, 직장암, 위암, 폐암 등에 효능이 있는 것으로 밝혀졌고, 사포닌, 파이틱산같은 물질이 항암 작용을 한다.

2. 당뇨를 다스리는 데 좋다.
풍부한 섬유질이 당의 흡수가 서서히 진행되도록 도와주며 레시틴이 췌장에서의 인슐린 분비를 촉진시켜 당뇨 환자들에게 매우 효과적이다.

3. 고혈압에 좋다.
청국장의 바실러스균에 의한 발효 과정 속에서 수많은 아미노산들이 만들어지는데 이러한 물질들이 혈압을 높게 하는 물질들과 결합해 그 활성을 억제하여 혈압을 낮게 유지시켜준다.

4. 간을 건강하게 한다.
청국장의 비타민B2가 알코올 분해를 촉진시켜 간의 기능을 향상시킨다.

5. 피부 노화를 방지한다.
청국장의 레시틴이 체내 독소를 제거하며 비타민E, 비타민B군이 풍부해 피부의 노화를 막는다.

지방식 섭취 쥐와 청국장 섭취 쥐 종양 발생 억제 실험 결과

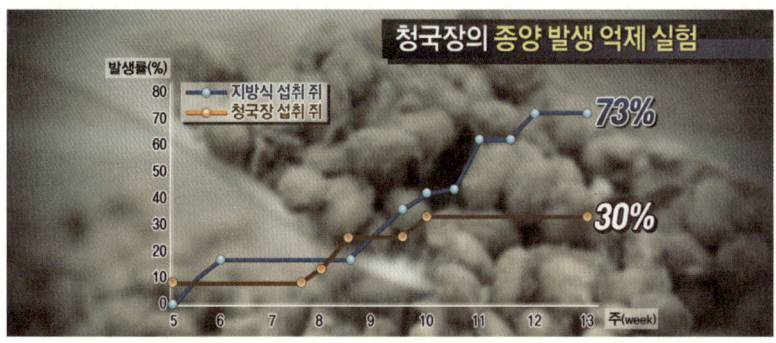

- 청국장 섭취 쥐의 종양 발생이 억제 되었다.

견과류

70회
혈관에 좋은 불포화지방_대장암

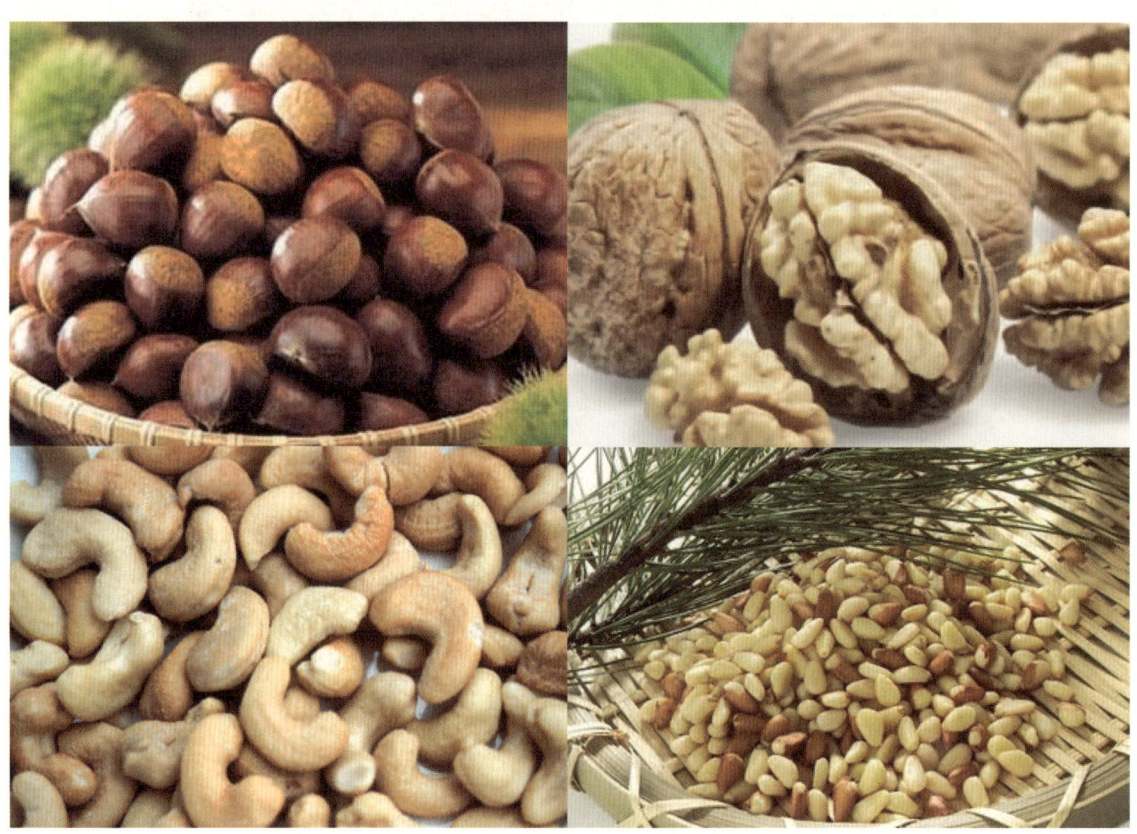

견과류는 열매의 한 종류다. 외피가 단단하고 식용 부위는 곡류나 두류처럼 떡잎으로 되어 있다. 고대 그리스인들은 견과류를 약품으로 여기기도 했다.

또한 미국 시사 주간지 〈타임Time〉이 선정한 10대 건강식품 중 하나로 탄수화물, 단백질, 지방, 비타민, 무기질 등 각종 영양소가 듬뿍 들어 있다. 견과류에 함유되어 있는 지방은 대부분 혈관 건강에 좋은 불포화지방이다. 이에 미국 식품의약국FDA은 2003년에 호두, 아몬드 제품에 '심장병 예방을 돕는다'는 문구를 표시할 수 있도록 허용하였다.

약효

견과류에는 암세포 성장을 느리게 하는 토코페롤과 콜레스테롤 수치를 낮추는 파이토스테롤 등이 풍부하다. 〈출처: 충남대학교〉

견과류를 일주일에 3일 이상 섭취할 경우 암으로 사망할 확률 40% 감소. 대상: 55-90세 성인 7,000명 임상 실험 결과 〈출처: 스페인 로비라 비르힐리 대학 연구팀〉

콜레스테롤 수치를 낮추는 불포화지방산, 섬유질, 미네랄 성분이 함유되어 있어 당뇨를 일으킬 수 있는 대사증후군의 발생을 약 14% 정도 낮춰준다.

채소와 견과류 위주의 식사가 혈압, 공복 혈당을 낮추는 데 매우 효과적이다.

🌰 효능

다양한 견과류를 함께 섭취할 때 그 효력이 더욱 높아진다.

● 다양한 견과류의 효능

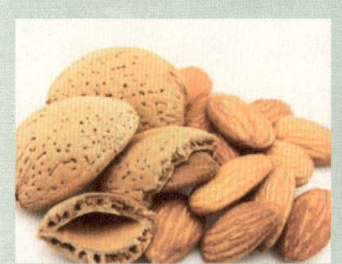

아몬드
- 불포화지방산 다량 함유
- 적은 양, 높은 포만감
- 장 운동 활발 → 소화 촉진

• 주의사항
- 과다 섭취시 설사 유발
- 비교적 높은 열량 → 하루 한 줌 정도가 적당

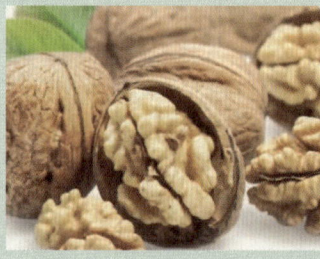

호두
- 뇌세포 구성에 주요 물질로 작용하는 리놀렌산이 풍부 → 두뇌 발달 도움
- 비타민 E 풍부
- 혈액 순환, 노화 방지
- 혈중 콜레스테롤 감소 → 고혈압, 성인병 예방
- 감마토코페롤 성분 → 항암 효과 (암 세포만 공격)

• 주의사항
- 과다 섭취 시 콜레스테롤 수치를 높이므로 하루 2~3개 정도 섭취
- 껍질을 벗긴 후 즉시 볶아서 먹으면 영양소가 파괴되지 않는다.

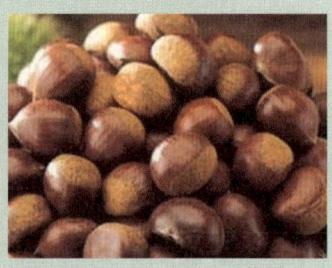

밤
- 우리 몸의 필수 5대 영양소 (탄수화물, 단백질, 지방, 무기질, 비타민 A,B,C)를 고루 갖춤
- 항산화 영양소인 베타카로틴의 함량이 높아 체내의 산화를 예방한다.
- 관절염 예방 및 개선

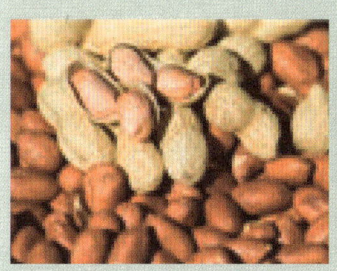
땅콩
- 레스베라트롤(천연 항암 성분) → 암세포 억제
- 엽산 풍부 → 신진대사
- 비타민 풍부 → 피부미용 및 피로 회복

• 주의사항
- 땅콩의 '피틴산'은 우유와 같이 먹으면 장내에서 흡수되지 않고 곧바로 배설되므로 우유와 함께 먹지 않도록 한다.

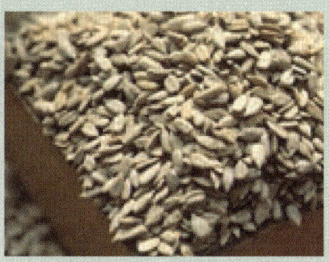
해바라기씨
- 엽산이 풍부함 → 혈액이 응고되는 것을 막는 역할을 하며, 동맥경화를 예방
- 식물성 스테롤 성분인 피토스테롤이 풍부함 → 성인병을 예방
- 셀레늄 성분 → 암세포를 파괴, 암세포 의 전이를 예방함

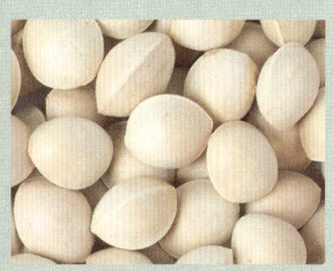
은행
- 단백질, 무기질, 비타민을 골고루 함유 하고 있다.
- 피를 맑게 하고 혈액 순환에 도움이 된다.

• 주의사항
- 독성이 있으므로 반드시 익혀 먹는다.

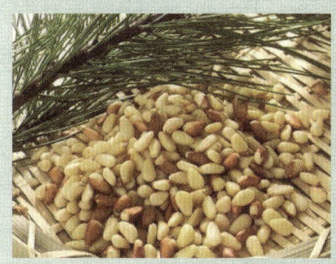
잣
- 철분 다량 함유 → 빈혈 예방
- 마그네슘 등 무기질 함량이 높다.

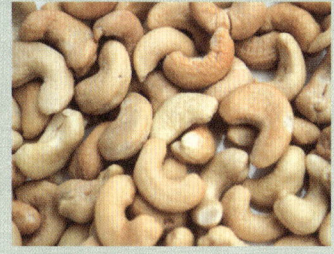
캐슈넛
- 심장 질환 예방

- **견과류 섭취 시 주의사항**

    1. 견과류에는 불포화지방산이 많이 들어있는데 다량 섭취할 경우 건강을 해칠 수 있으므로 하루 25~30g한 줌 정도가 적당하다.
    2. 보관에 유의한다. 온도가 높으면 변하기 쉬우므로 냉장, 냉동 보관한다. 팩으로 포장하여 공기를 차단한다. → 견과류는 지방질이 많아 수확이 된 때부터 산화가 시작된다. 견과류의 지방질이 공기 중의 산소와 결합하여 과산화 물질이 생겨 맛과 품질이 떨어지며 몸에 좋지 않은 독성물질이 생긴다.

    *산패: 유지를 공기 속에 오래 방치해 두었을 때 산성이 되어 불쾌한 냄새가 나고, 맛이 나빠지거나 빛깔이 변하는 일
    *오래된 것은 과산화지질을 생성해 독이 되므로 먹지 않도록 한다.

활용 방법

- **견과류 스프**

    재료: 호두 한 줌, 호박씨 1t, 양파 1/4, 감자 1/2, 버터 1T, 우유 1컵, 소금 약간

    1. 호두를 물에 불려 껍질을 벗긴 후, 약간의 물과 함께 믹서에 간다.
    2. 양파를 곱게 채 썰고, 감자는 납작 썬다.
    3. 냄비에 버터를 녹이고 양파와 감자를 볶는다.
    4. 냄비에 호두와 물을 넣어 끓여 식힌 후, 믹서에 간다.

5. 다시 냄비에 넣고 우유를 부어 끓인다.

6. 소금으로 약간 간 하고 용기에 담는다.

● 두부 견과류 쉐이크

재료: 두부 1/2모, 호두 한 줌, 잣 1T, 우유 200ml, 꿀 1T, 볶은 참깨 1T

1. 믹서에 두부, 호두, 볶은 참깨, 잣, 우유 100ml를 넣고 곱게 간다.
2. 남은 우유와 꿀을 넣고 다시 한 번 갈아준다.

● 연근 견과류 샐러드

재료: 연근 200g, 호두 반 줌, 캐슈넛 반 줌, 양파 1/6, 드레싱 (소금, 후추, 꿀, 레몬즙, 올리브 오일)

1. 껍질을 깐 연근을 먹기 좋게 자른다.
2. 물, 굵은 소금(0.5)과 식초(2)를 넣고 팔팔 끓인 물에 연근을 넣고 1분간 데친다.
3. 데친 연근을 찬물에 헹궈 물기를 뺀다.
4. 아무것도 두르지 않은 팬에 호두와 캐슈넛을 넣고 약한 불에 달달 볶는다. *그 밖에 다른 견과류를 함께 넣어도 좋다.
5. 양파를 잘게 다진다.
6. 볶은 견과류와 연근, 양파를 큼직한 볼에 담는다.
7. 드레싱을 넣고 버무려 준다.

구기자

74회
황제의 장수 궁중비책_대장암

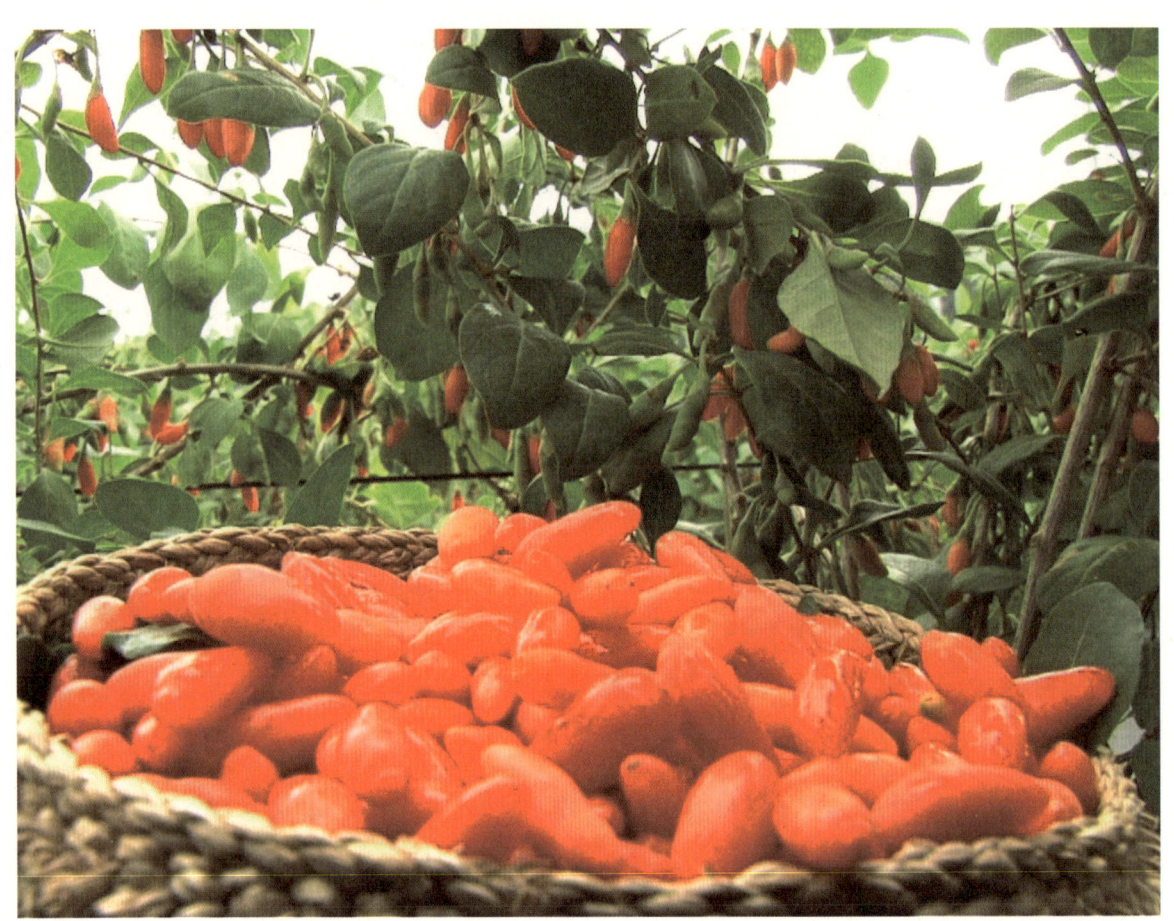

〈신농본초경〉에는 인삼, 산삼과 더불어 상약에 속하는 약재로 기록되어 있다.

인삼, 하수오와 함께 3대 명약으로 가짓과에 속하며 높이 약 1~4m까지 자라나는데, 타원형의 잎이 난다. 6~8월에 연한 보라색 꽃이 피고, 8~10월에 작은 붉은 열매가 알알이 맺힌다.

열매 속에는 여러 개의 씨앗이 들어있다. 서리가 내리기 전까지 평균 약 5번 정도 수확한다. 우리나라에서는 진도의 구기자가 해양성 기후의 영향을 받아 우수한 품질을 자랑한다.

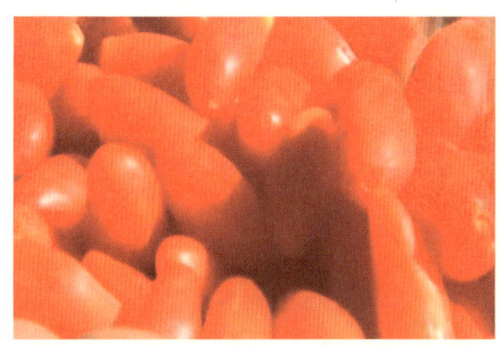
구기자 열매

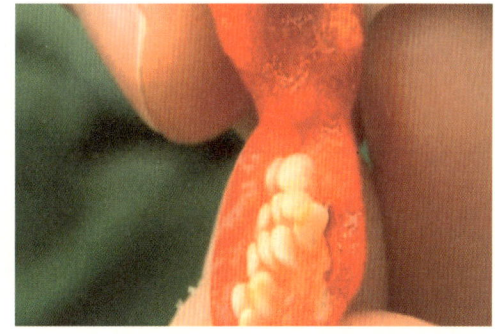
구기자 열매 단면

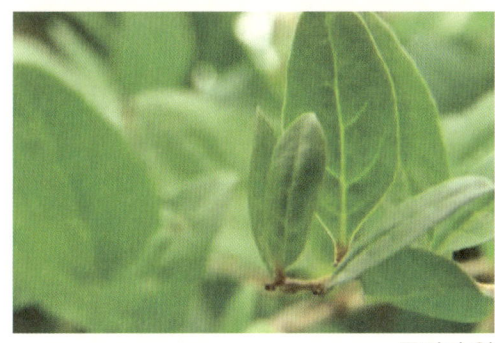
구기자 잎

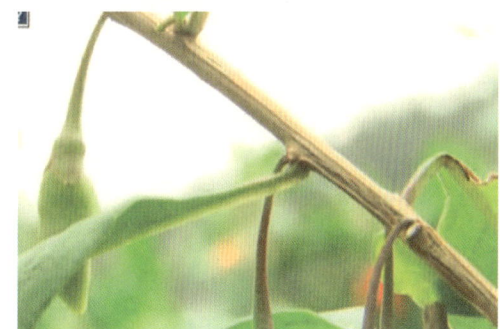
구기자 줄기

잎은 천정, 열매는 구기자, 줄기와 뿌리는 지골이라고 각각 부위별로 명칭이 다르다.

약효

독이 없으며 장복할수록 몸을 가볍게 하고 더위와 추위를 잘 견디게 하며 정을 보하는 효능이 있고 먹으면 오래 살 수 있는 상약의 약재이다. 〈동의보감〉

효능

1. 면역력을 강화시킨다.
    비타민C가 풍부하여 면역력 강화 및 피로회복에 효능이 있다.

2. 간 해독에 도움이 된다.
    구기자의 베타인은 간에 지방이 축적되는 것을 억제하고 간 해독 기능을 향상시킨다.

3. 소화기능을 활발하게 한다.
    구기자의 베타인이 체내 콜레스테롤 수치를 저하시킬 뿐 아니라 소화 기능을 촉진시키고 위장을 튼튼하게 하여 대장암 환자의 경우 치료에 도움이 된다.

4. 항암 효과가 있다.

구기자 추출 성분이 악성종양에서 암세포의 크기를 85~90% 정도 감소시켰다는 결과가 보고되었다. 〈출처: 신라대학교 식품영양 학과 연구 논문〉
사과나 귤 같은 비타민C 함량이 높은 과일과 함께 먹을 경우 그 효과가 더욱 뛰어나다.

활용 방법

● 구기자 차

1. 구기자를 햇볕에 2~3일간 완전 건조시킨다.
2. 두꺼운 팬에 기름을 두르지 않고 살짝 볶는다.
3. 적당량의 물과 함께 팔팔 끓여 차로 마신다.
   *대추, 계피, 생강 등과 함께 끓이거나 기호에 따라 꿀을 넣어 마셔도 좋다.

● 구기자 수제비

구기자 우린 물로 반죽을 하여 수제비를 만든다.
   *생 구기자와 잎을 함께 넣어 끓이면 그 향과 효능이 더욱 깊어진다.

- 구기자 술

    재료: 구기자 200g, 소주 2L, 흑설탕 150g, 유리병

    1. 잘 말린 구기자를 흑설탕에 잘 버무려 유리병에 담는다.
    2. 소주를 붓는다.
    3. 서늘한 곳에서 3개월 정도 숙성시킨다.

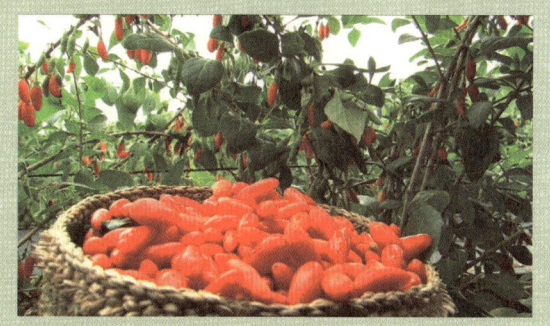

삼백초와 짚신나물

51회
함께 먹으면 약이 되는 식물_직장암

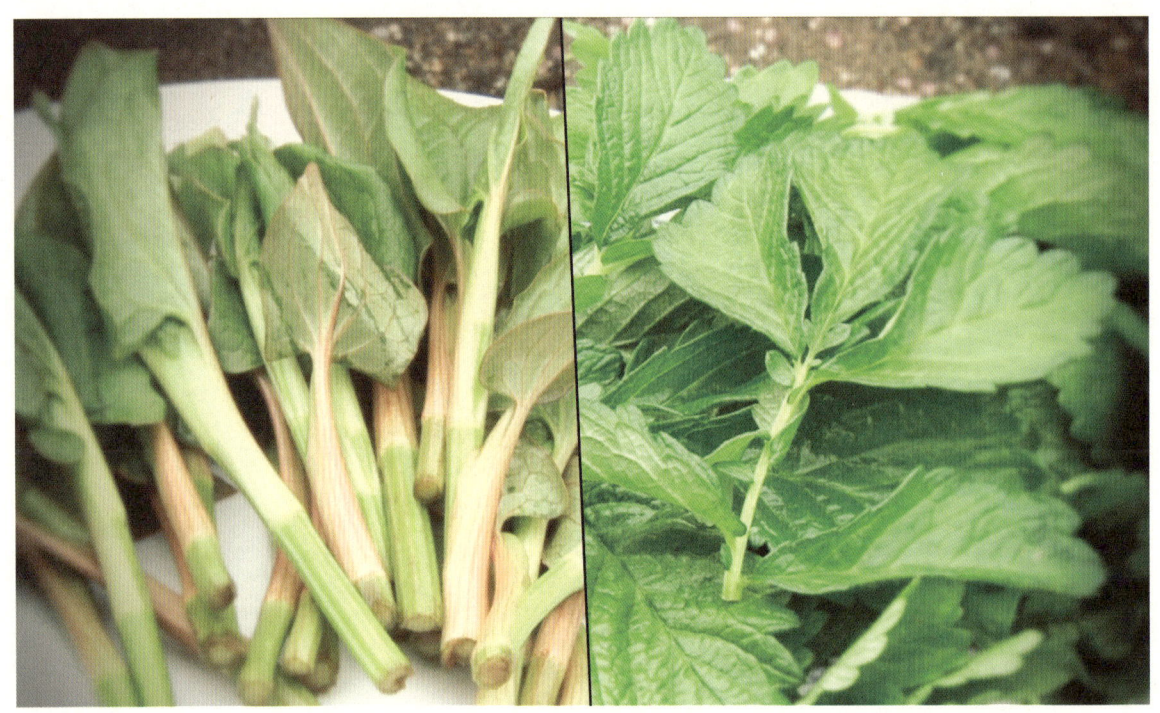

삼백초와 짚신나물

삼백초
제주도 등의 습하고 따뜻한 지역에서 자라는 여러해살이풀로 뿌리 · 잎 · 꽃이 흰색이기 때문에 삼백초라고 한다.

짚신나물
두루미가 가져다준 약초라 하여 선학초, 용아초 등으로 다양하게 불리며 식용, 약용, 섬유 염료용, 관상용으로 다양하게 활용된다.

약효

삼백초: 플라보노이드와 탄닌 성분이 많아 혈관과 장을 튼튼하게 한다.

짚신나물: 지혈제로 주로 사용되어 왔고, 때에 따라 관절염, 설사 등에도 많이 쓰이고 있다. 〈출처: 한국식품영양과학회지〉

*플라보노이드: 항균, 항염증, 항산화 작용을 해 암세포의 성장을 억제한다.

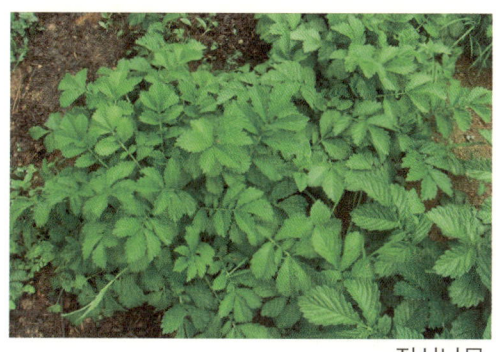

짚신나물

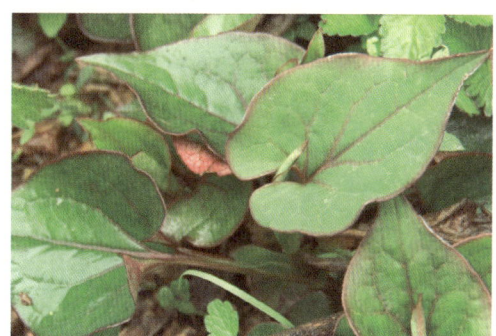

삼백초

효능

1. **항균, 항염증 작용이 탁월하다.**

   삼백초와 짚신나물을 함께 먹을 경우 그 효과가 더 커질 수 있다.

   *짚신나물은 혈압을 오르게 하기 때문에 고혈압 환자들은 한 번에 많이 복용하는 것을 피하는 것이 좋다.

2. **항암 작용이 있다.**

   강력한 항산화 작용을 통해 암세포의 성장을 억제한다. 삼백초는 성질이 차기 때문에 몸이 차거나 허약한 경우 조금씩 먹다가 양을 차차 늘려나가는 것이 좋다.

3. **혈관을 튼튼하게 한다.**

   혈액 순환을 도우며 체내 노폐물을 배출하게 한다.

4. **부인병 치료에 좋다.**

   특히 삼백초는 예로부터 부인병을 예방하고 치료하는 데 활용 되어왔는데 생리불순, 자궁염 등에 탁월한 효과를 보인다.

5. **이뇨 작용이 뛰어나며 배변 활동을 원활하게 한다.**

   숙변 및 변비를 제거하고 이뇨 효과가 뛰어나다.

활용 방법

- **삼백초 짚신나물 차 만들기**

  말린 삼백초와 말린 짚신나물을 물과 함께 2시간 정도 우린다.
  식후 30분, 물 대신 마신다.

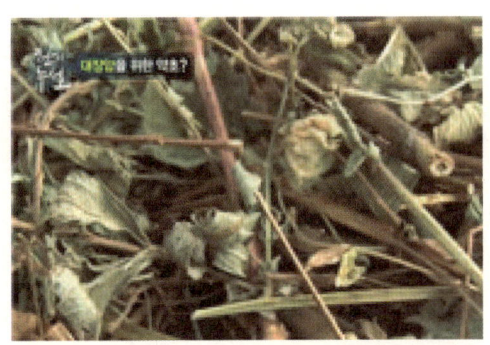

말린 짚신나물

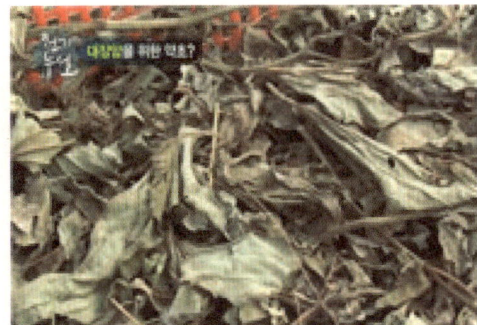

말린 삼백초

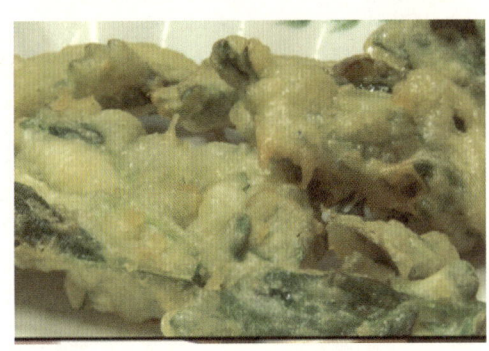

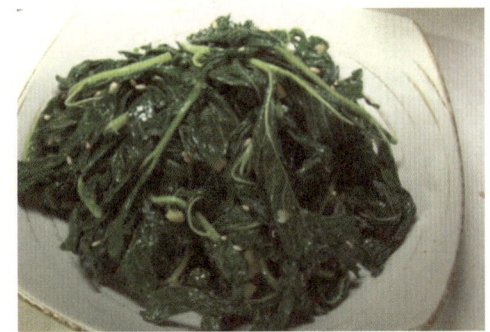

삼백초를 활용한 음식

비파주

55회
약이 되는 열매 건강법_직장암

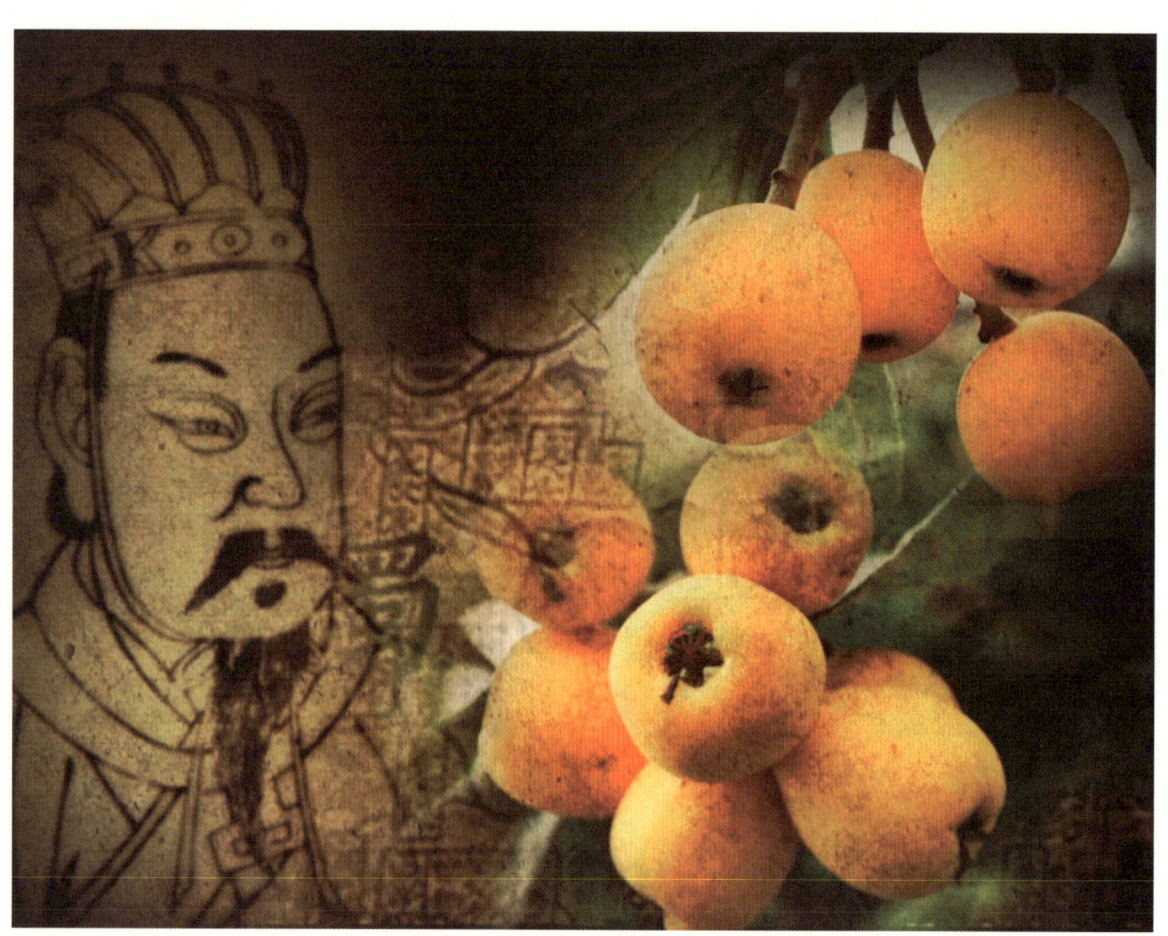

사시사철 잎이 푸른 비파나무는 6월 중순에 노란 열매를 맺는다.
열매 모양이 현악기 비파를 닮았다 하여 그 이름을 비파라 한다. 열매에는 각종 비타민이 풍부하고 그 맛이 뛰어나다. 중국의 조조는 정원에 비파를 심어 매일 열매 개수를 세어 기록해놓았다고 전해진다. 옛말에 '비파나무가 있는 집에는 아픈 사람이 없다' 할 정도로 약효가 뛰어난 것으로 알려져 있으며 허준이 스승 유의태의 위암을 치료하기 위해 비파 잎을 사용했다는 기록이 있다.

약효

폐를 치료하고 오장을 편안하게 해준다. 〈동의보감〉

효능

1. 항암 효과가 있다.

    비파 열매는 정상세포에는 영향을 주지 않고 암세포만 파괴하는 항암 효과가 있다고 한다. 〈출처: 전남대학교 황태익 교수 연구팀〉

2. 피로회복에 좋다.

    비파의 잎에는 아망다린이라는 성분이 함유되어 있어 이뇨 작용과 피로회복에 도움이 된다.

3. 혈액 순환을 돕는다.
비파나무에는 비타민과 펩신 등이 다량 함유되어 있어 혈액 순환을 돕고 면역 기능을 향상시킨다.

4. 기관지 질환, 폐 질환을 개선하는 데 좋다.
폐를 맑게 하며 가래와 기침을 진정시킨다.

5. 비만을 예방하고 다이어트에 도움이 된다.
비파 잎에는 베타카로틴이, 열매에는 구연산이 풍부하게 함유되어 있어 다이어트 및 노화 방지에 도움이 된다.

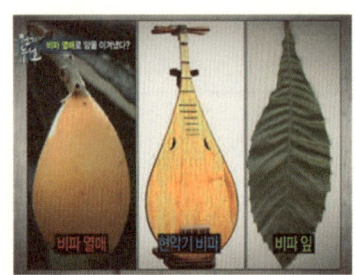
비파 열매, 비파, 비파 잎 모양 비교

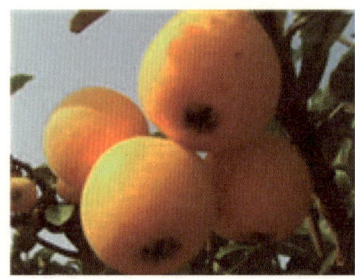
비파 열매

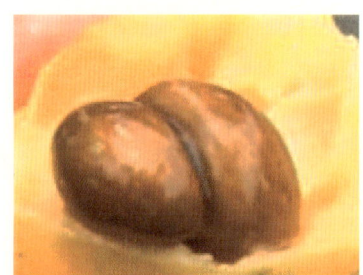
비파 주 씨앗

활용 방법

• 비파 잎 차

1. 비파 잎을 따서 깨끗이 씻은 후 물기를 제거한다.
2. 그늘에서 3~4일간 완전 건조시킨다.
3. 바삭하게 마른 비파 잎은 습기에 노출되지 않게 잘 보관한다.
4. 말린 비파 잎 한 개를 천에 싸서 넣고 끓는 물을 부어 1~2분간 우려 마신다.

   *약간의 꿀을 타 마셔도 좋다.
   *비파 잎 뒷면에는 작은 가시털이 있으므로 천에 싸서 달이는 것이 좋다.

• 비파주 만들기

재료: 비파 500g, 소주 1.8L, 용기

1. 비파 열매를 깨끗하게 씻어 수건으로 물기를 닦는다.
2. 비파 열매의 반은 그대로 두고, 반은 두 쪽 낸다.
3. 용기에 비파 열매를 담고 소주를 부어 서늘한 곳에 보관한다.
4. 3개월 후에, 건더기는 건져 내고 하루에 2회 정도 적당량 마신다.

   *설탕이나 꿀을 섞어 마셔도 좋다.

쥐눈이콩

61회
작지만 다양한 효능의 약콩_직장암

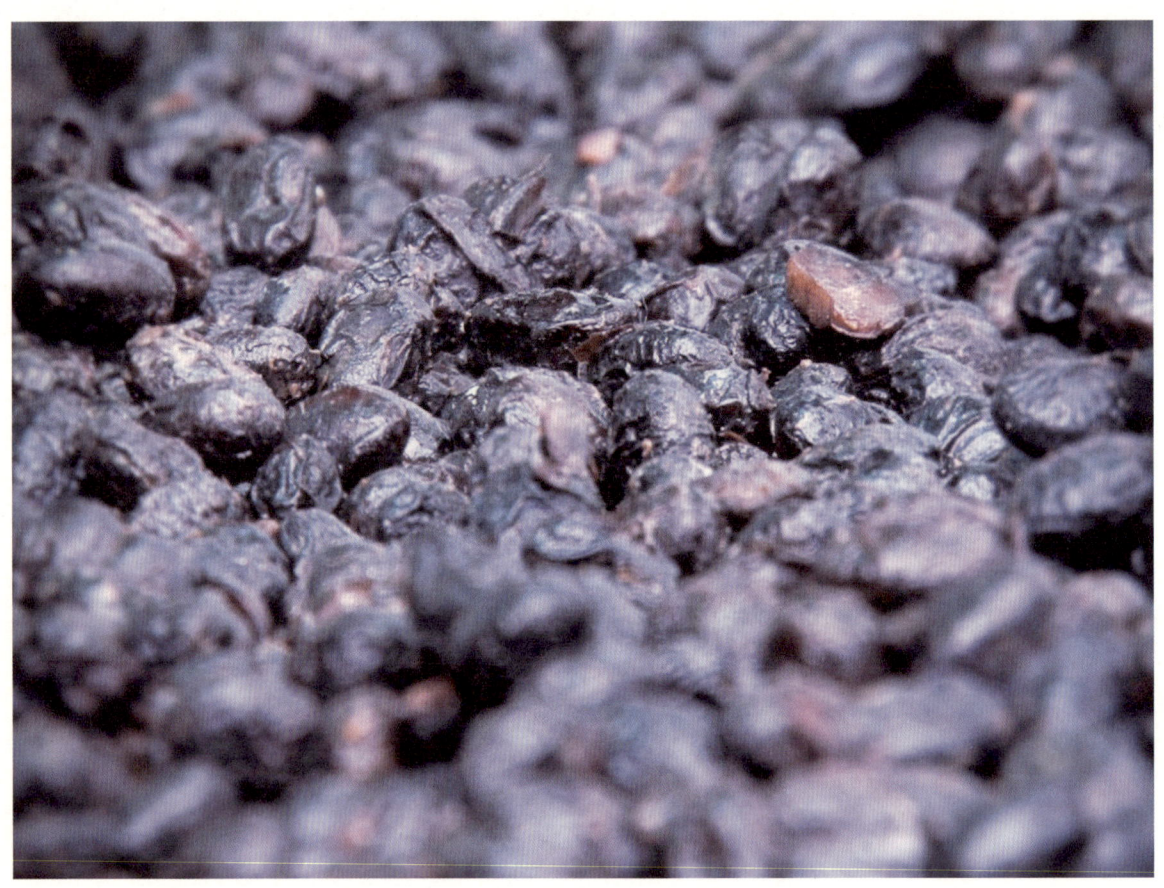

생김이 쥐의 눈과 같다하여 '쥐눈이콩'이라 불린다.

예로부터 해독작용 및 다양한 효능이 뛰어나 '약콩'이라고 불리기도 했다. 검은콩 중에서 크기가 가장 작지만 단백질, 비타민 등의 영양소가 매우 풍부하다.

약효

복창을 내리고 위열을 없애며 마비증을 다스리고 어혈을 풀어버리고 기를 늘리며 심신의 피로와 쇠약을 예방하고 정력을 기른다. 신장병을 다스리고 기를 내리어 모든 풍열을 억제하고 혈액을 활발히 하며 모든 독을 풀어준다. 〈본초강목〉

효능

1. 뛰어난 항암 작용이 있다.

    쥐눈이콩의 이소플라본이 항산화, 항염증 작용을 하여 암세포의 성장을 저해하고, 여성 호르몬과 관련한 암 질환을 예방하고 치료하는 데 좋다.

2. 성인병을 예방한다.
   쥐눈이콩의 리놀산이 콜레스테롤을 몸 밖으로 배출시켜주고 혈관을 깨끗하게 해주어 동맥경화, 고혈압, 심장병 등을 예방한다.

3. 지방간 개선에 도움이 된다.
   쥐눈이콩의 사포닌, 코린 성분이 체내의 지방을 제거하는 데 좋다.

4. 당뇨를 예방하고 치료한다.
   쥐눈이콩의 가용성 식이섬유가 위장에서 포도당의 흡수 속도를 낮춰 당뇨를 예방하는 데 용이하다.

5. 피부 미용에 좋다.
   쥐눈이콩의 풍부한 비타민E가 기미 및 잡티를 예방, 개선하고 안토시아닌은 콜라겐의 기능을 향상시켜 피부의 탄력에 영향을 미친다.

6. 뇌 건강에 좋다.
   쥐눈이콩의 레시틴 성분이 뇌의 활동을 촉진시켜주어 성장기의 어린이들과 치매 환자들에게 좋다.

콩의 이소플라본 성분 함량 비교

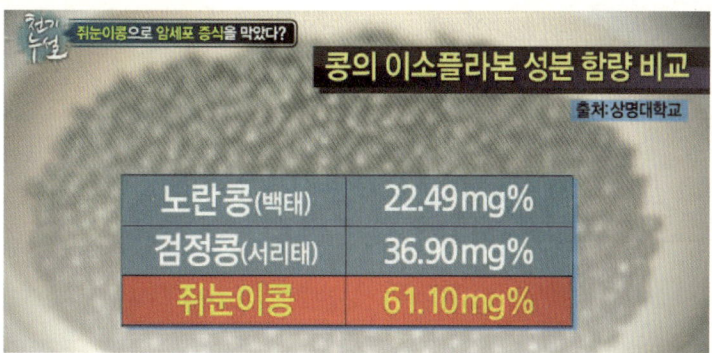

- 쥐눈이콩이 다른 콩에 비해 약 2~3배 정도 함유량이 높다.

활용 방법

- 섭취 시 주의사항

  어느 정도의 항암 효과가 있음은 인정되지만 콩을 통한 식이요법은 주 치료가 될 수 없다. 반드시 병원 치료를 병행하며, 전문의와의 상담을 거치도록 한다.

- 쥐눈이콩 청국장

  푹 삶은 쥐눈이콩을 따뜻한 아랫목에서 3일간 볏짚과 함께 발효시켜 청국장을 만들 경우 볏짚 속의 바실러스균이 콩의 단백질을 분해하며

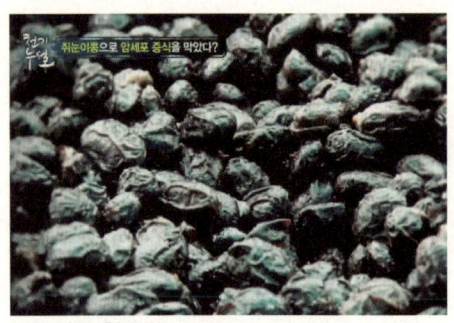
쥐눈이콩 청국장

아미노산을 생성하고 콩이 가지고 있지 않던 유익균을 만들어낸다. 또한 삶은 콩은 소화 흡수율이 30%인 데 비해 청국장은 90%의 소화 흡수율을 갖는다.

● **쥐눈이콩 청국장 분말**

특유의 청국장 냄새가 싫은 경우, 쥐눈이콩 청국장을 서늘한 곳에서 구덕하게 말려 분쇄기를 이용해 분말 형태로 만든다. 우유 등에 타 먹는다.

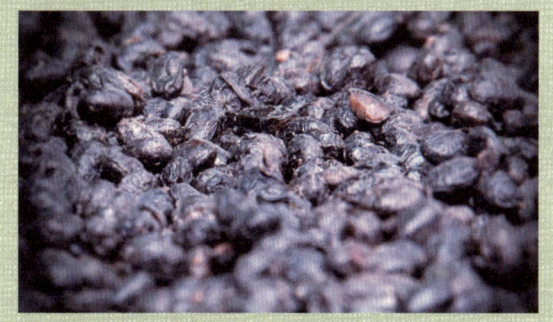

당귀 잎

64회
내 몸을 살리는 잎 건강법_직장암

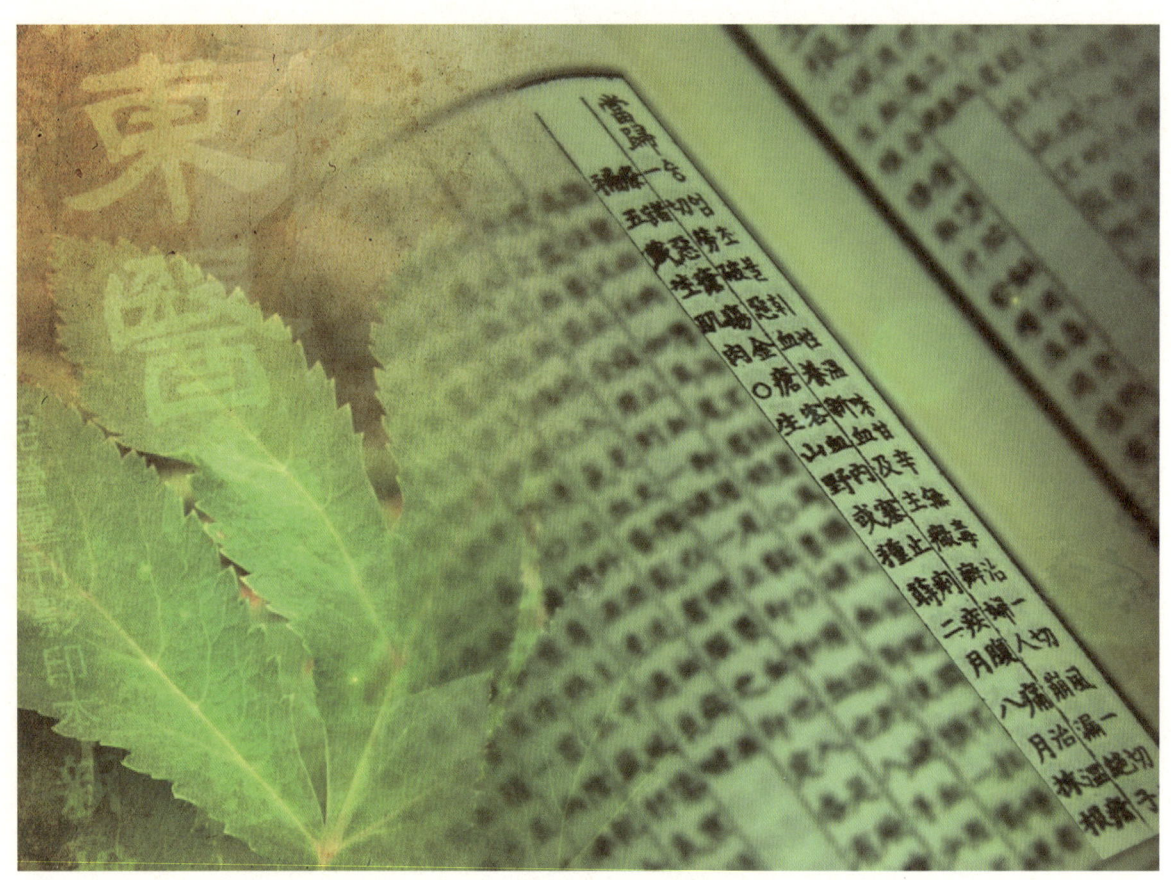

미나리과에 속하는 여러해살이풀로 한국, 중국, 일본 등에 분포한다. 전체 높이 약 1~2m 정도에 줄기는 자줏빛을 띤다. 당귀는 대표적인 약용 식물로 뿌리와 잎에서 은은한 한약 냄새가 난다. 봄에 파종하여 가을에 수확한다. 가을의 뿌리는 약재로 사용하고, 봄부터 여름까지 올라오는 잎사귀를 섭취한다.

약효

당귀는 성질이 따뜻하며 심장 기능을 보호하고 혈액 생성을 촉진한다.

〈동의보감〉

효능

1. 소화 기능을 높여준다.
   진액이 부족해 대장의 기능이 원활하지 못해 생기는 변비, 소화 불량 등을 해소한다.

2. 혈액 생성에 도움이 된다.
   당귀는 성질이 따뜻하여 혈액 생성을 촉진하는 보혈제의 역할을 하며 비타민B12를 비롯해 엽산류 등을 다량 함유하고 있어 빈혈을 예방한다.

3. 뇌 건강에 좋다.

당귀가 뇌 혈류를 촉진시켜 말초순환장애 등을 개선하고, 당귀의 데크루신 성분이 뇌 속 독성물질의 생성을 억제시켜 뇌세포를 보호하고 치매를 예방한다.

4. 여성 질환 개선에 좋다.

여성의 생리불순, 생리통 등을 개선하고, 자궁을 튼튼하게 한다.

활용 방법

• 당귀 잎 분말 차

당귀 잎을 차로 마시면 페놀 성분과 플라보노이드가 활성화 된다.

〈출처: 동아대학교 연구팀〉

1. 당귀 잎을 채취해 흐르는 물에 잘 씻는다.
2. 그늘에서 바짝 건조시킨다.
3. 분쇄기를 이용해 분말 형태로 만들면 1년 내내 두고 먹을 수 있다.
4. 끓는 물에 타 수시로 마신다.

• 당귀 잎 장아찌

재료: 당귀 잎, 장아찌용 간장, 항아리

1. 당귀 잎을 흐르는 물에 잘 씻는다.
2. 항아리에 당귀 잎을 담고 장아찌용 간장을 붓는다.
3. 상온에서 하루 두고, 3~4일간 냉장 보관한 뒤 먹을 수 있다.

- **장아찌용 간장 만들기**

    1. 간장, 물, 설탕, 식초를 2: 1: 1: 1 의 비율로 준비한다.
    2. 간장, 물, 설탕을 섞어 한 차례 팔팔 끓여 식힌다.
    3. 식초를 섞는다.

- **그 밖에**

    나물, 전으로 만들 수 있다.

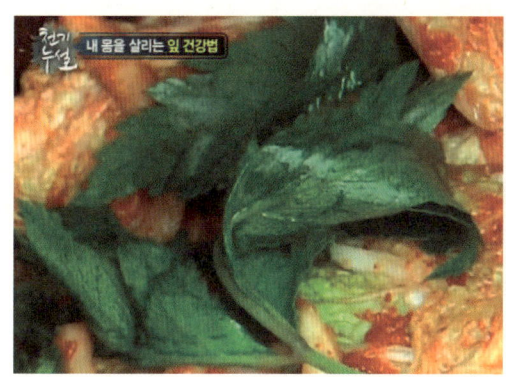
당귀 잎 김치

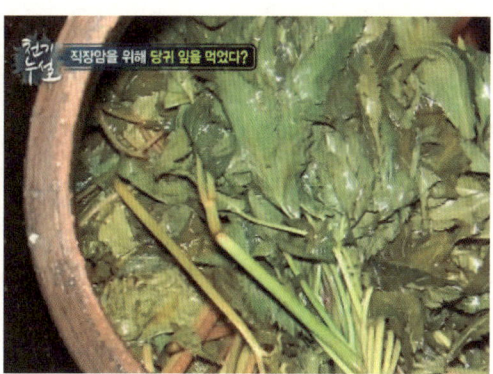
당귀 잎 장아찌

아마 씨앗

64회
내 몸을 살리는 씨앗 건강법_직장암

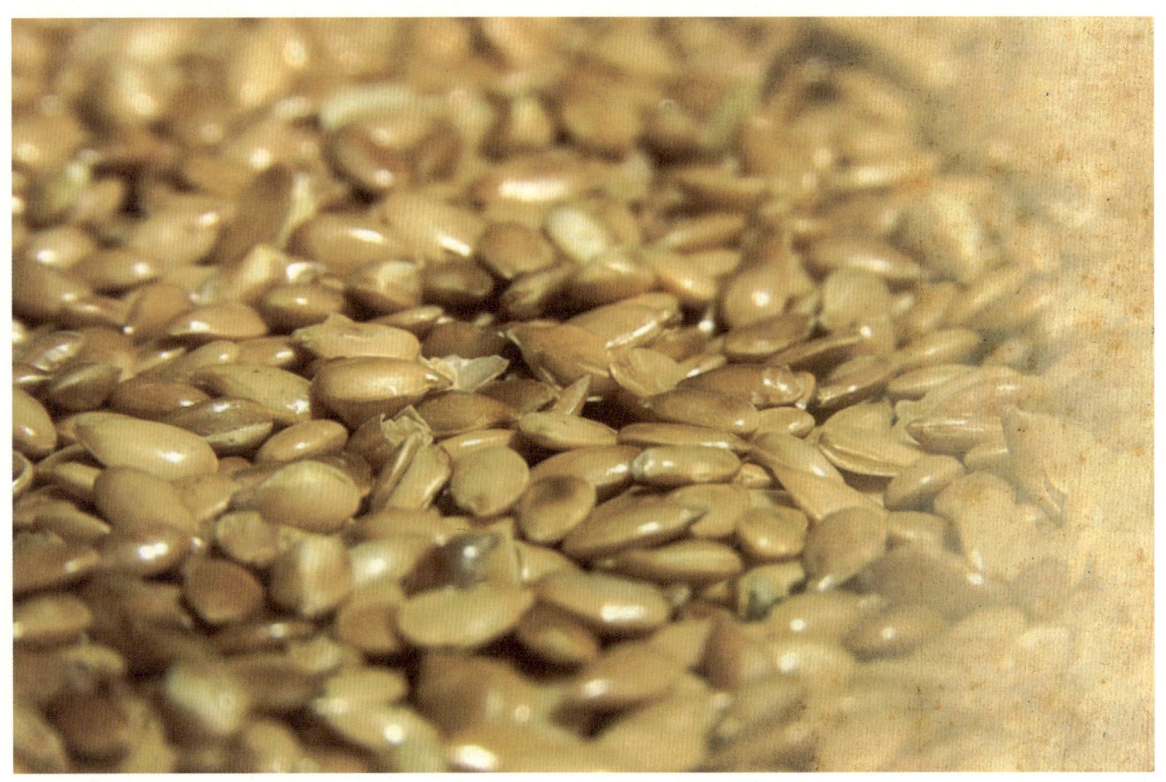

아마 씨앗

아마는 밭에서 자라는 한해살이풀로 높이는 약 30~100cm, 잎은 넓은 줄 모양으로 어긋난다. 꽃은 6~8월에 파란빛을 띤 자주색 또는 하얀색으로 피어난다. 껍질은 섬유 자원으로 방직이나 종이 등을 만드는 데 쓰이며 종자에서 기름을 짜 인쇄 잉크, 페인트로 쓰인다.

우리가 자주 사용하는 의복용 섬유인 리넨의 원료가 되는 것으로 캐나다, 러시아 등 한랭한 지역에서 많이 재배된다. 씨앗은 오래전부터 우리나라에서도 약재로 사용되어 왔다.

약효

맛은 달며 성질은 따뜻하고 독이 없다. 풍습으로 인한 통증, 질환에 사용된다. 〈본초도경〉

풍사를 제거해 살충, 해독작용을 하고 장을 윤택하게 한다. 피부 가려움증, 염증성 질환을 치료하고 변비를 개선한다. 〈동의보감〉

아마 씨앗 추출물이 암세포 증식을 79%까지 억제하는 효과가 있다.

〈출처: 한국해양대학교〉

효능

1. **항암 효과가 있다.**

   아마 씨 껍질에 들어있는 식이섬유소인 리그난과 아마 씨 기름에 들어있는 필수지방산인 알파리놀렌산이 각종 암을 예방한다.

2. **뇌를 건강하게 한다.**

   아마 씨에 오메가3가 풍부하게 함유되어 있어 뇌졸중 및 뇌 관련 질환을 예방하고 치료한다. 또한 기억력을 향상시킨다.

3. **변비를 개선하고 다이어트에 좋다.**

   아마 씨에는 단백질과 식이섬유가 풍부하게 함유되어 있어 신진대사를 활발하게 하여 배변 활동을 돕고 다이어트에 좋다.

4. **피부 질환을 치료한다.**

   아마 씨는 독소를 제거하고 면역력을 강화시키며 염증성 피부 질환을 치료하는 데 도움이 된다.

5. **혈액 순환을 돕는다.**

   오메가3가 풍부하게 함유되어 있어 혈액 내 콜레스테롤의 양을 줄여주고 혈액 순환을 원활하게 하며 동맥경화 등을 예방한다.

활용 방법

- **섭취 사항**

  아마 씨의 시안배당체에는 독성물질이 포함되어 있기 때문에 반드시 이를 제거한 아마 씨를 복용해야 한다. 치료 목적으로 복용하는 것보다는 전문의와 상담 후 치료와 병행하여 복용하는 것이 좋다.

- **아마 씨앗 분말**

  아마 씨앗은 꼭꼭 씹어 섭취하지 않을 경우 그대로 변으로 배출 될 수 있기 때문에 분말로 먹는 것이 좋다.

- **아마 씨앗 음료수**

  아마 씨앗 분말에 우유, 요구르트를 섞어 공복에 마신다.

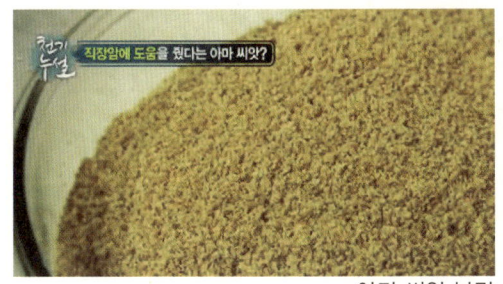
아마 씨앗 분말

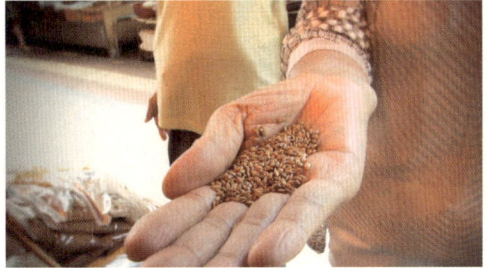
아마 씨앗

> 쑥뜸

64회
오장육부를 편안하게 하는 뜸_직장암

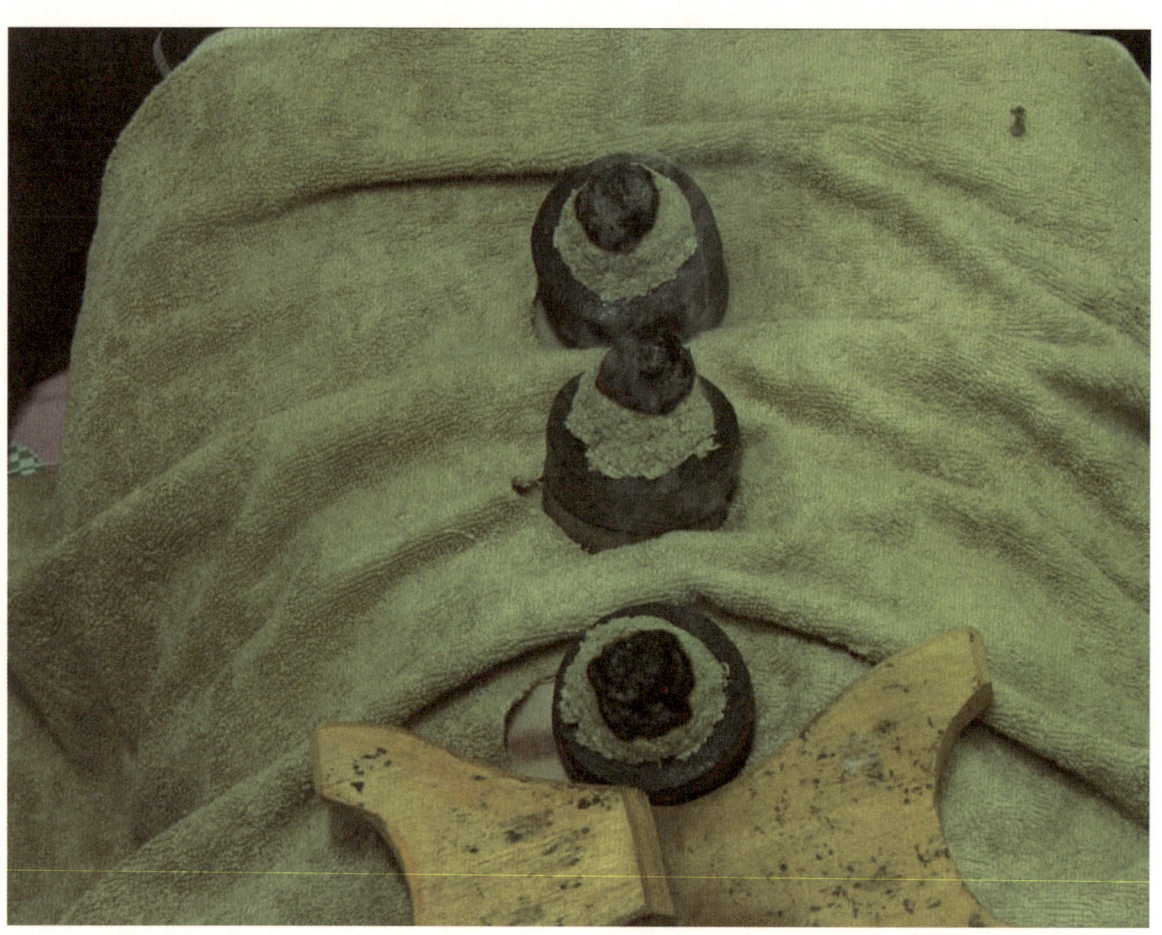

쑥뜸은 도구를 이용하는 간접구와 피부에 바로 뜸을 뜨는 직접구로 나뉜다.

직접구의 경우 살갗을 태워 상처와 통증이 남는다. 조선의 장수왕 영조는 쑥뜸으로 건강을 지켰다고 전해지는데, 직접 뜸을 뜨다 고름까지 잡혔다고 한다. 조선왕조실록 영조 9년 기록에는 "뜸뜬 종기가 점차 견디기 어려움을 깨닫고 이에 무신년 국문할 때의 죄수의 일이 생각나 나도 몰래 마음에 움직임이 일어났다. 이 뒤로는 인두로 사람을 지지는 낙형을 제거하도록 하라."고 전해진다. 형벌을 바꾸기까지 한 영조는 배꼽에 소금을 넣어 하는 간접구를 선호했다고 한다.

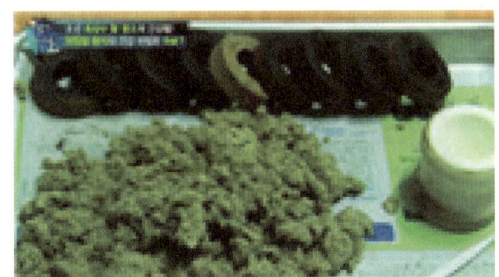
쑥뜸 재료

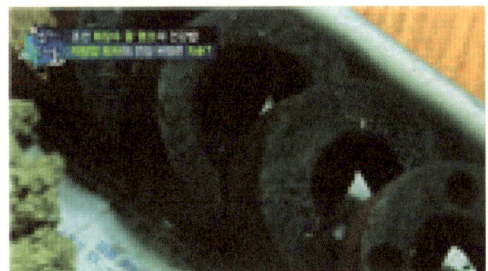
쑥뜸용 링

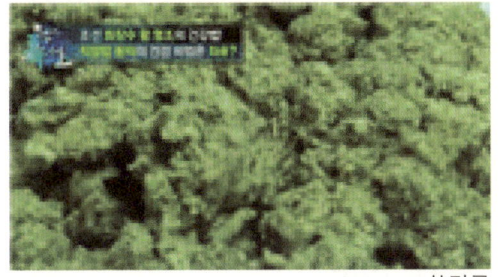
쑥가루

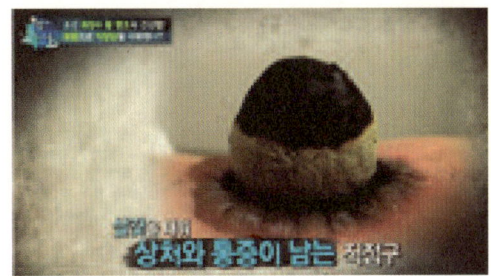
직접구

약효

쑥은 오랜 여러 병과 부인의 하혈을 낫게 한다. 〈동의보감〉

쑥뜸을 하면 심리적 안정감과 면역력을 높이는 데 일정 부분 도움이 된다. 〈출처: 대한한의학회, 대한암한의학회〉

효능

오래된 쑥은 오장육부를 편안하게 하고 기력을 북돋아 준다. 특히 따뜻한 성질의 약쑥을 햇볕에 말려 보관하면 그 따뜻한 성질이 오래간다. 〈동의보감〉에는 묵힌 쑥이 더 좋은 품질을 갖게 된다고 기록되어 있다.

1. 콜레스테롤과 같은 노폐물을 제거하여 혈압을 낮춘다.

2. 장의 운동을 촉진하며 점액 분비를 촉진한다.

3. 자궁의 기능을 강화시켜 생리통, 생리불순 치료를 돕는다.

4. 혈액 순환을 돕는다.

5. 백혈구의 수를 늘려 면역 기능을 향상시킨다.

6. 체내 독소를 제거한다.

활용 방법

● 주의사항

뜸을 뜨고 나면 속이 울렁거리거나 식은땀이 나거나 혈압이 떨어지면서 의식을 잃는 경우가 있는데, 특히 암 환자라든지 체력이 너무 약한 경우 뜸을 강하게 한꺼번에 너무 많이 뜨면 위험할 수 있으므로 반드시 전문가와 상담을 선행하도록 한다.

- **쑥 가루 만드는 법**

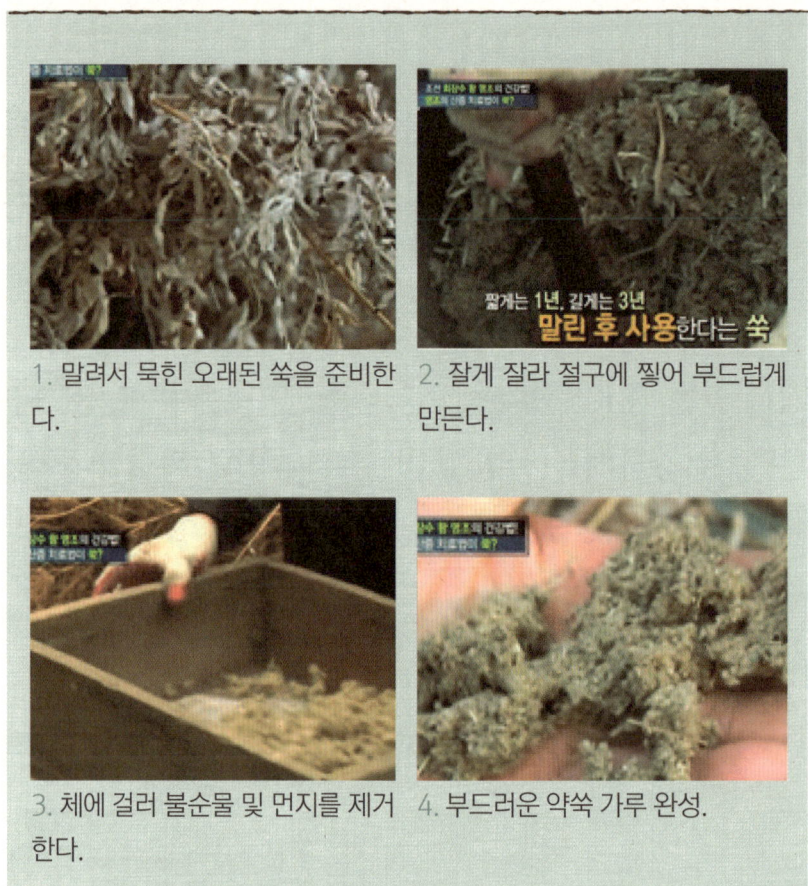

1. 말려서 묵힌 오래된 쑥을 준비한다.
2. 잘게 잘라 절구에 찧어 부드럽게 만든다.
3. 체에 걸러 불순물 및 먼지를 제거한다.
4. 부드러운 약쑥 가루 완성.

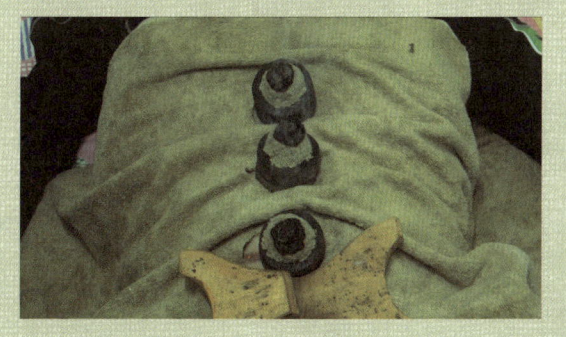

말린 채소

73회
건조한 음식에 숨겨진 건강법_췌장암

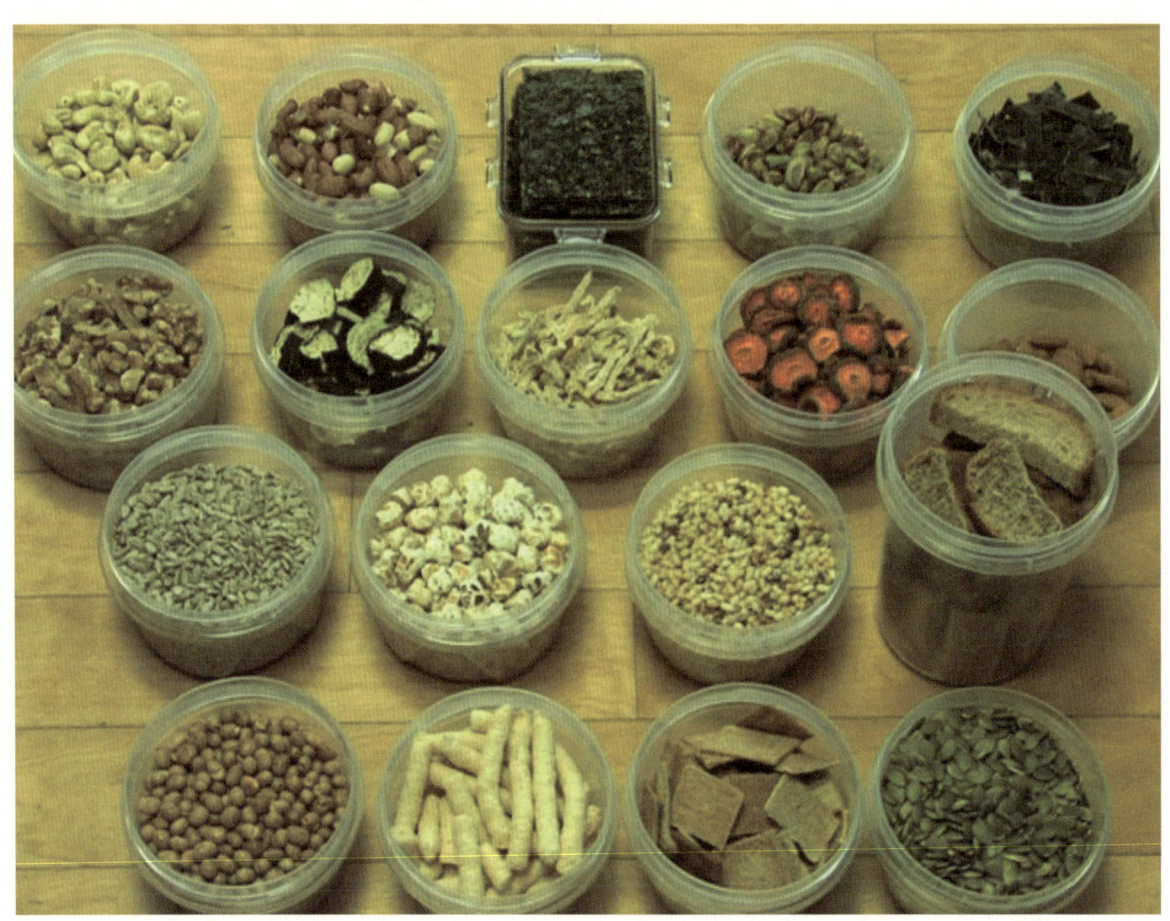

말린 음식은 건조를 통해 장기 보관이 될 뿐 아니라 적은 양으로도 소화가 쉬우며, 비타민, 열량, 미네랄 등 각각의 영양소를 보다 더 농축된 형태로 섭취할 수 있어 환자들의 회복을 돕는 데 매우 효과적이다. 최근 간식은 물론 영양식으로 각광 받고 있다.

효능

1. 무말랭이

골다공증, 빈혈 예방에 도움이 된다. 대장 기능을 활성화시켜주는 식이섬유 헤미셀룰로오즈와 리그닌이 변비를 예방하고, 대장암 예방에 도움이 된다.

생무와 무말랭이 영양소 비교

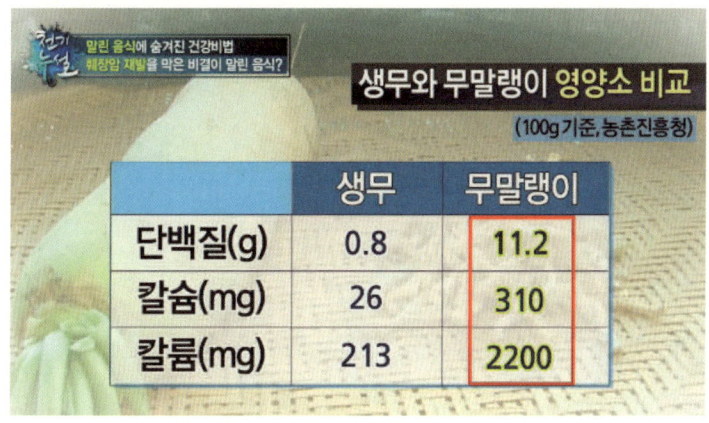

- 각종 영양소가 건조과정에서 월등히 높아졌다.

2. 말린 자두
식이섬유의 양이 사과에 비해 무려 10배가 증가한다.

3. 말린 표고버섯
칼슘, 구리, 철, 인, 비타민D가 풍부해 성인병을 예방한다.

4. 무청 시래기
항산화 효과가 뛰어나며 풍부한 식이섬유로 배변 활동을 원활하게 한다.

5. 말린 사과
보통 사과에 비해 펙틴의 양이 매우 많아져 장을 건강하게 한다.

🌿 활용 방법

● 채소별 건조 방법
1. 무, 가지, 당근, 토란, 애호박은 두툼하고 크게 썰어, 통풍이 잘 되는 서늘한 곳에서 말린다.
2. 고구마 줄기, 고춧잎, 고사리는 살짝 데쳐서 말리는 것이 좋다.
3. 고구마, 감자 등은 그대로 말리면 매우 단단하므로, 삶아서 말린다.

4. 날씨가 흐릴 때면, 썩거나 곰팡이가 생길 수 있으므로 건조기를 사용한다.

- **말린 음식 섭취 시 주의사항**

  과일, 곡물, 채소 등을 말리면 당도와 열량이 지나치게 높아지는 부작용이 있을 수 있다. 따라서 비만하거나 당이 높거나 대사 증후군을 지닌 경우 가급적 생채소와 과일을 먹는 게 유익하다.

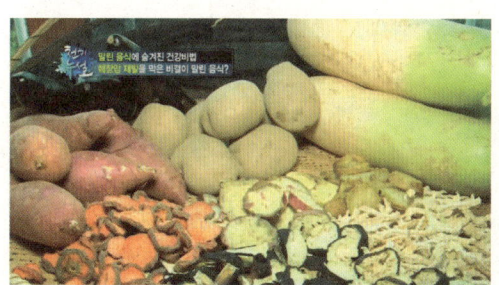
말린 채소와 생채소들

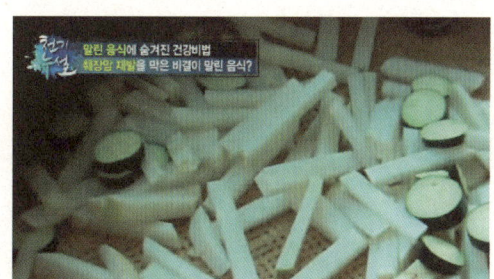
채소 말리는 방법

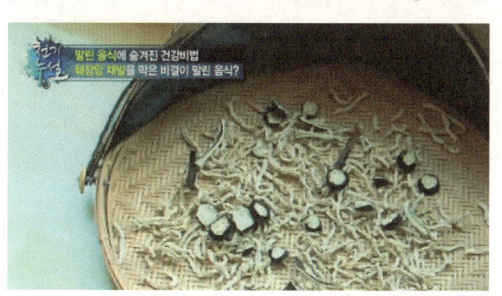
채소 말리는 방법

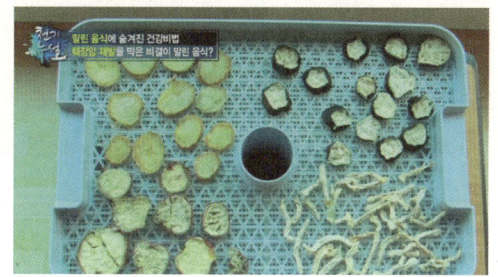
채소 말리는 방법

우엉

70회
뿌리에서 찾은 건강법_대장 선종

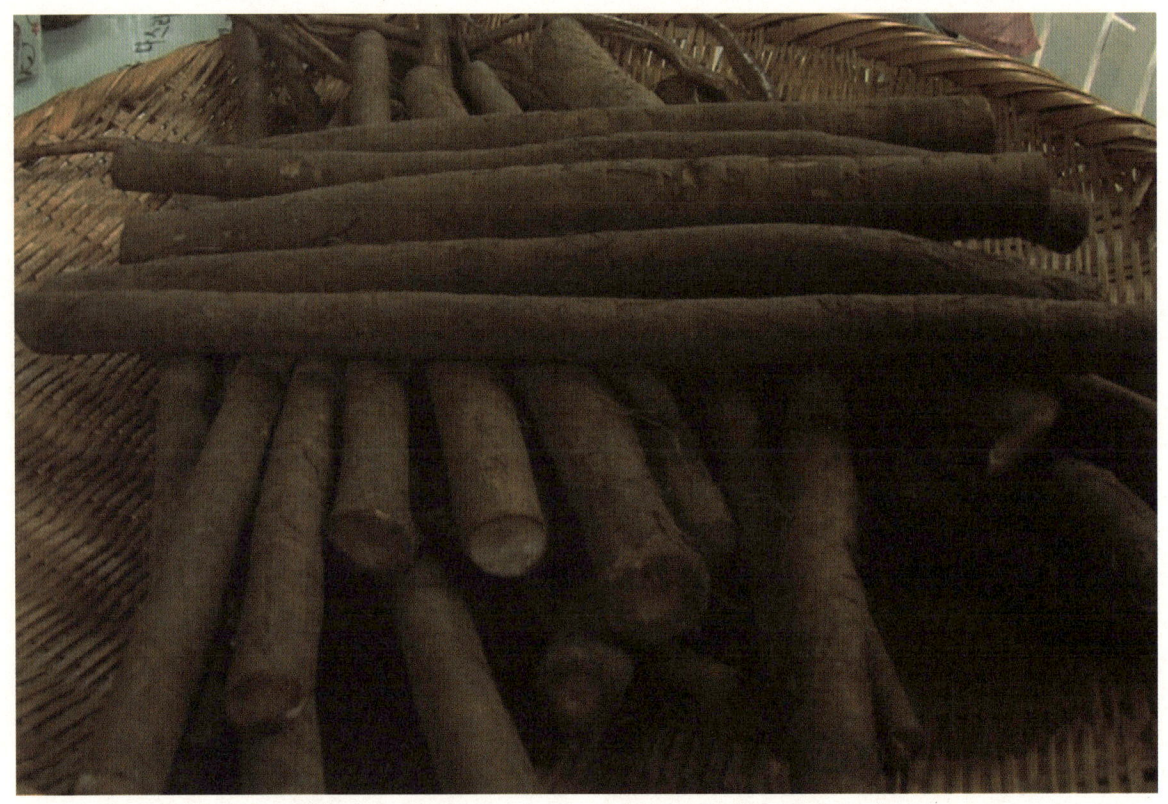

국화과에 속하는 두해살이풀로 곧은 뿌리가 30cm에서 1m까지도 자란다. 유럽에서 귀화한 채소로 뿌리가 깊게 자라는 것이 특징이다.

수확철이 되면 넓적한 잎이 밑에서부터 무더기로 나와 초록 물결을 이루는 것을 볼 수 있다. 7월 즈음에 검은 빛이 감도는 자주색 꽃이 피어난다. 일본의 1일 1식 전문가인 나구모 요시노리 박사가 노화 방지 및 건강한 삶을 위한 최고의 식재료로 우엉을 뽑아 근래에 더 주목을 받고 있다. 우엉은 뿌리, 잎을 모두 사용한다.

약효

우엉의 뿌리는 중풍, 종기 등에 사용하고 씨앗을 해독, 이뇨제 등으로 사용한다. 오장의 나쁜 기운을 제거하고 하복부의 내장 통증 치료에 효과적이다. 〈동의보감〉

효능

1. 항암 효과가 뛰어나다.

우엉의 껍질에는 인삼의 주성분으로 알려진 사포닌이 함유되어 있다. 이 사포닌 성분 중 폴리페놀은 강력한 항산화물질로 몸속의 활성산소를 없애며 뛰어난 항암 작용을 한다.

2. 장을 깨끗하게 한다.

식이섬유가 매우 풍부한데, 특히 수용성 식이섬유인 이눌린이 장내 유산균을 증가시켜 장을 깨끗하게 한다.

3. 변비를 해소한다.

우엉의 불용성 식이섬유인 셀룰로와 리그닌이 수분을 흡수하여 변을 부드럽게 하여 변비를 개선한다.

4. 혈관 질환을 예방한다.

우엉을 잘랐을 때 볼 수 있는 끈적이는 물질은 리그닌이라는 식이섬유 때문인데, 이 리그닌이 체내 콜레스테롤과 흡착하여 몸 밖으로 배출되어 혈관을 깨끗하게 하고 관련 질환을 예방한다.

5. 면역력을 증강시킨다.

활용 방법

우엉은 가급적 껍질을 벗기지 않고 먹는다. 땅 속에서 세균, 벌레와 싸우며 우엉 껍질에 상처 치유 능력이 길러지는데 이러한 것들이 인체에 매우 유익하다.

● 우엉차

1. 우엉을 흐르는 물에 잘 씻어 껍질 채로 가늘게 채 썬다.
2. 햇볕이 잘 드는 곳에서 하루 정도 말린다.
3. 두꺼운 팬에 기름을 두르지 않고 달달 볶는다.
   이 때, 연기가 나지 않게 볶아주도록 한다.
4. 볶은 우엉에 뜨거운 물을 부어 약 5분간 우려낸 뒤 마신다.

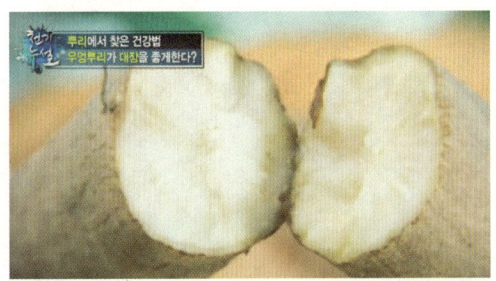
우엉 단면

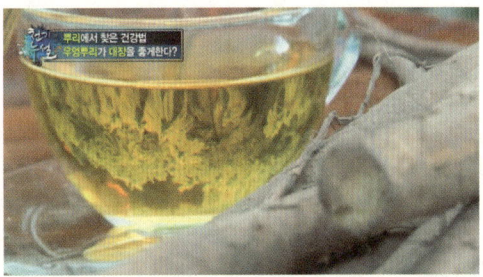
우엉차

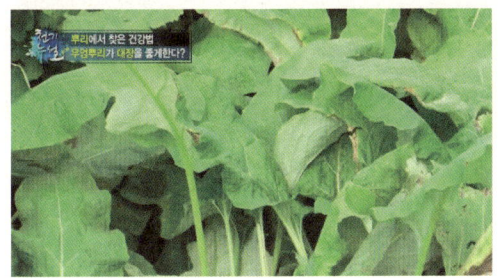
우엉잎

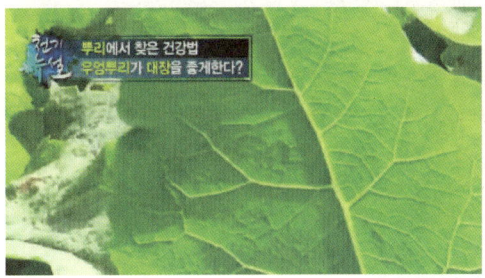
우엉잎 근접

지장수

21회
약이 되는 물_과민성 대장증후군

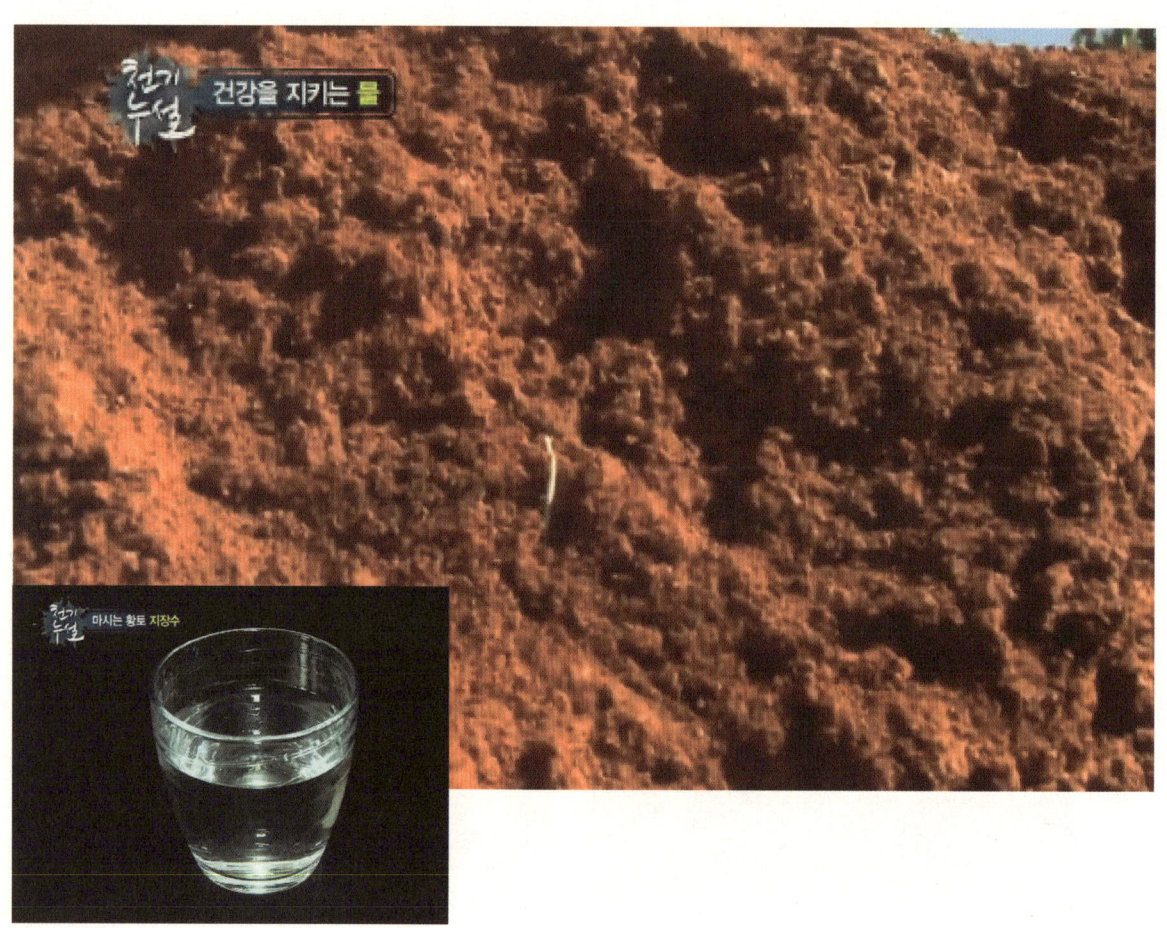

무근수 無根水 라고도 불리며, 황토물을 말한다.

황토와 물을 섞어 여러 번 휘저은 뒤, 얼마간의 시간이 지나 엷은 담황색의 맑은 물을 볼 수 있는데, 이 윗물을 떠 마신다. 지장수는 조선 초기부터 내시부에서 비밀리에 전수되어 왕실의 건강을 지켜왔으며 청나라의 끈질긴 요구에도 그 제조 비법을 공개하지 않았다고 전해진다.

좋은 황토 고르는 방법
마른 상태에서 손으로 꽉 쥐었을 때 형태가 남아있으면 좋은 황토이다.

약효
중독되어 번민하는 것을 풀고, 그 외의 어육독, 약물제균 등 모든 종류의 독을 해독한다. 〈본초강목〉

황토로 만든 물로 냉증, 신경통, 관절염 등에 효과가 있다. 〈동의보감〉

효능
---

1. 혈액 순환에 도움이 된다.

    황토 속의 칼륨, 마그네슘 등이 몸의 붓기를 가라앉히고, 혈액 순환을 돕는다.

2. 해독작용이 있다.

   황토가 체내의 독소를 제거 및 배출하는 효능이 있어 신장의 기능을 강화시킨다.

3. 피부 미용에 좋다.

   조선 왕실에서는 지장수로 세안을 하였다고 전해진다. 세안 및 목욕 시 피부의 노폐물을 제거하고 노화를 방지한다.

활용 방법

- **전통방식으로 지장수 만드는 방법**

  요리를 하거나 과일 및 채소를 씻는 등 일반적인 물이 사용되는 곳에 지장수를 대체하여 사용한다.

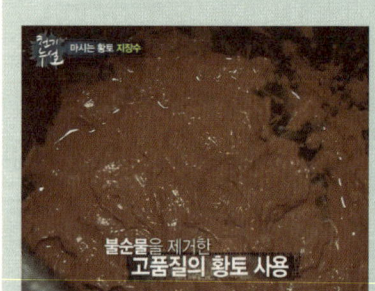 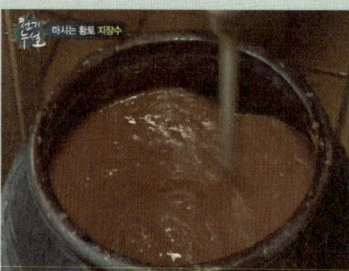 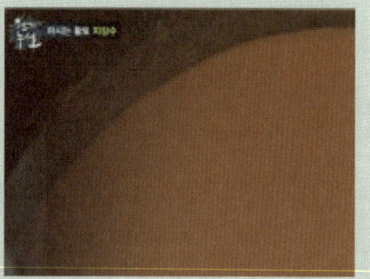

1. 불순물을 제거해 입자가 고운 고품질의 황토를 항아리에 넣는다.
2. 수돗물을 붓고 황토가 잘 녹아들 수 있게 저어준다.
3. 2~3일 뒤 황토가 가라앉으면 위에 맑은 물을 떠 마신다.

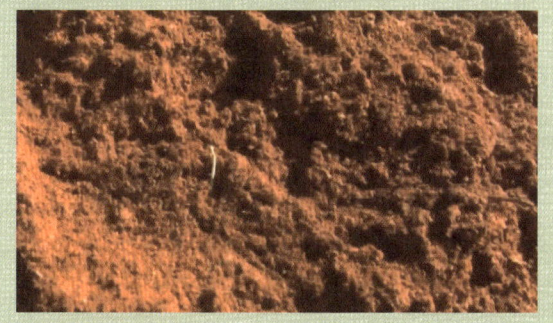

티베트 버섯

45회
몸에 좋은 유산균_변비

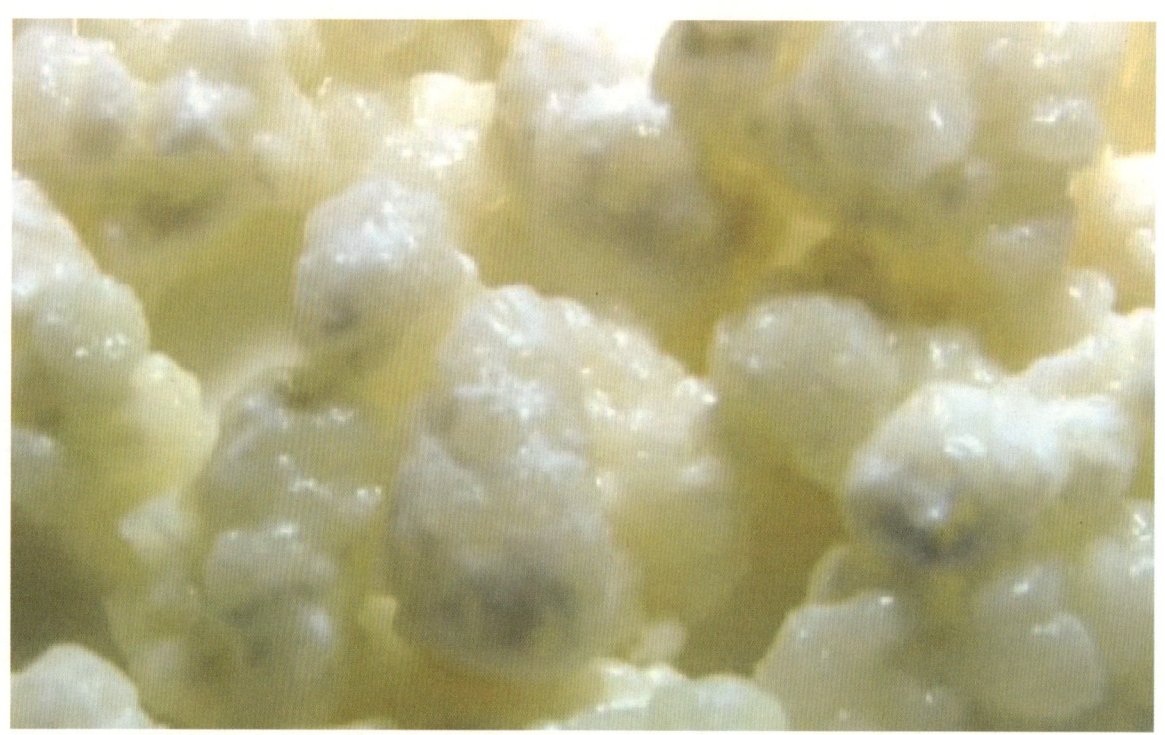

정식 명칭은 케피어 입자 Kefir Grain로 유산균 덩어리이다.

우유에 넣어주면 분양할 정도로 증식한다. 아주 작은 조각도 쉽게 번식하는 특징이 있다. 티베트 승려들이 질병 치료에 사용했다고 알려져 티베트 버섯이라 불린다.

효능

변비를 예방 및 치료한다. 티베트 버섯의 유익한 유산균들이 장내의 미생물들이 균형을 이루게 하고 장 점막의 면역 기능을 활성화 시켜준다. 특히 티베트의 초산 성분이 장을 건강하게 자극한다.

활용 방법

- 섭취 시 주의사항

  너무 많은 양을 한꺼번에 섭취할 경우 발효유의 산성 성분이 치아를 손상시킬 수 있으므로 주의한다. 또한 우유에 알레르기 반응이 있는 경우 아토피 및 설사 증상을 보일 수 있다.

- **티베트 버섯 발효 우유 만들기**

  1. 유리병에 티베트 버섯을 적당량 넣고, 버섯이 잠기게 우유를 붓는다.
  2. 바람이 통하도록 구멍이 촘촘한 천 등으로 덮어 실온에서 24시간 발효시킨다.
  3. 딸기 등 제철 과일과 함께 섭취하면 좋다.

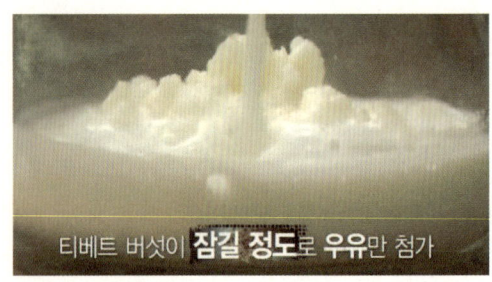

티베트 버섯 발효유

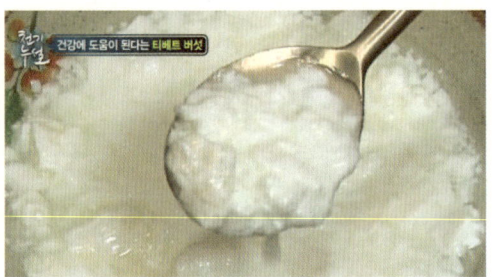

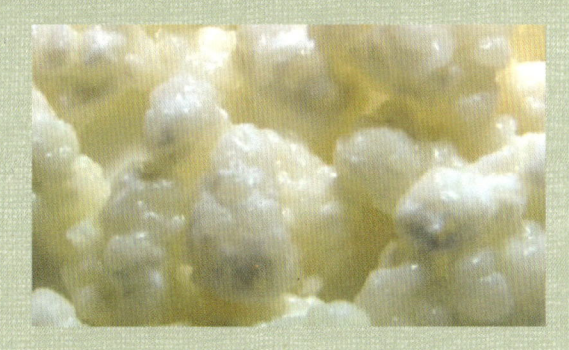

천기누설 약초보감 시리즈
1권 · 간 질환

간암

37회 흰 민들레 뿌리	민들레 잎과 줄기에 실리마린이라는 성분이 있어 특히 간의 세포를 건강하게 지키고 항암 작용을 한다.
66회 흑마늘	항암 효과가 있다. 흑마늘에 들어있는 유기성 게르마늄, 셀레늄이 암 세포의 번식을 막아 암을 예방하고 치료하는 데 도움이 된다.

간경화

36회 복령	폐위로 담이 막힌 것을 다스리고 이뇨 작용, 진정 작용, 심장 수축 강화 작용이 있다.
40회 엄나무 기름	허리와 다리를 쓰지 못하고 마비되는 것을 예방하고 이질이나 옴, 버짐, 눈에 핏발 서는 것 등을 치료하며 중풍을 없앤다.
75회 헛개나무	폴리사카라이드라는 다당체가 알코올이 대사되는 과정에서 우리 몸에 해를 끼치는 아세트알데하이드나 간염에서 주는 독성물질 등을 제거하는 데 아주 좋다. 간 기능 저하, 간염, 간 경변까지 예방하며 치료하는 데 도움이 된다.

간경변

71회 토마토 김치	토마토의 리코펜 성분이 강력한 항산화 작용을 해 체내의 독성 및 활성산 소를 제거하여 항암 작용에 도움을 준다.
73회 표고버섯	표고버섯은 햇볕 속에 있는 자외선과 접촉했을 때, 에르고스테롤이나 콜레스테롤을 비타민D와 비타민D3로 전환한다. 이는 골연화증을 예방하고 신체 기관이 제 기능할 수 있도록 돕는다.

지방간

62회 무당거미 효소	아라자임이 손상된 간세포의 괴사를 막고 노화가 되면서 줄어드는 SMP30 단백질의 발현을 증가시켜 간세포의 손상을 억제한다.

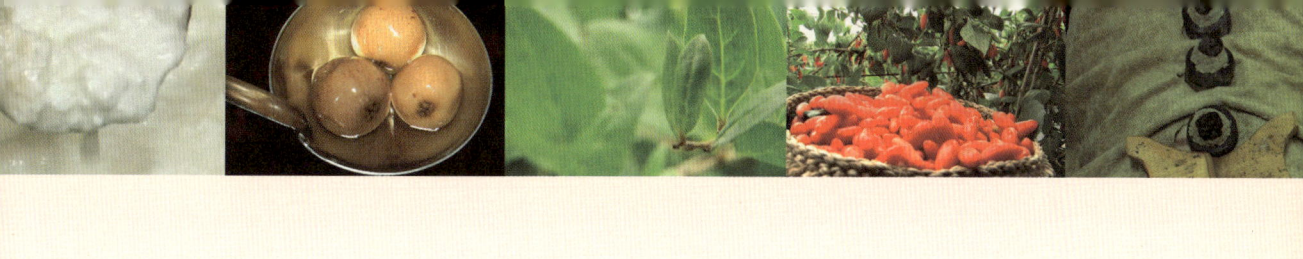

70회 칡 뿌리	카테킨이 강력한 항산화제 역할을 하여 혈중 콜레스테롤을 낮추고 아세트 알데하이드의 분해에도 작용하여 알코올로 인한 간의 독을 해소한다.
61회 흰 봉선화	해독 및 해소 작용이 있다. 적취, 어혈을 풀고, 순환이 원활하지 않아 생기는 나쁜 혈액 등을 해독하는 데 효과가 있다.

간담석

76회 발효액과 올리브유	올리브유에 함유된 스쿠알렌, 식물성스테롤, 토코페롤은 우리 몸에서 항산화, 면역 기능 증강, 항균 작용을 하여 혈액이나 장기에 쌓여있는 노폐물을 해독시켜 준다.

간염

70회 볶은 곡식	곡물에는 에너지의 기본이 되는 탄수화물과 대사에 필수적인 비타민B가 함유되어 있으며 특히 간세포 활성화에 도움이 되는 셀레늄(항산화제)이 들어있어 간 기능을 유지하는 데 매우 효과적이다.

담도 결석

50회 잔나비 불로초버섯	잔나비불로초버섯의 베타글루칸 성분은 체내 면역력을 높여 항암 작용을 돕는다.

간 건강

31회 굼벵이	고단백 식품인 굼벵이는 간의 기능을 강화시켜 체내 독을 배출하는 데 효과 적이다. 또한 활성산소를 배출시키고 어혈을 제거하여 뇌혈관 질환, 중풍, 심장병 등을 예방한다.
57회 재첩	재첩의 타우린, 비타민, 무기질 등이 간의 해독 기능을 향상시키며 음주 시, 혈중 알코올의 농도를 낮추는 역할을 한다.

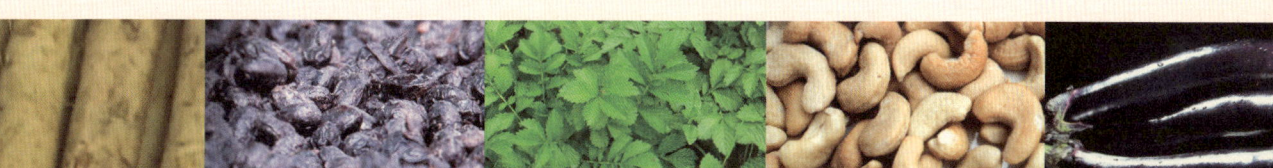

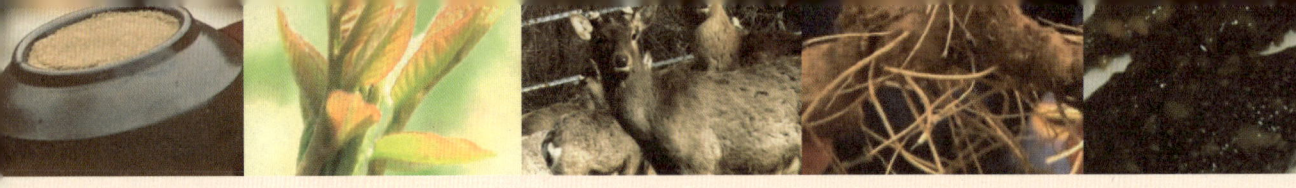

3권 · 위장 질환

위암

회차	제목	설명
26회	약초 소금	위장 질환에 좋고 당뇨, 관절, 혈압 등 여러 질환 및 신체 건강에 두루 효능을 발휘한다.
30회	재래 된장	메티오닌이라는 황 성분이 몸이 붓는 것을 완화시키고 관절염 등의 염증 질환 치료에 매우 탁월한 효과를 보인다.
31회	볶은 마늘	마늘은 비장을 튼튼하게 하고 위장을 따뜻하게 하며 복통과 구토, 변비, 설사에 좋다.
42회	꽃송이 버섯	꽃송이 버섯의 베타글루칸은 인체 면역 기능을 향상시켜 잔병치레를 막고, 피로를 풀어주는 효과가 있다.
55회	미더덕	오메가3의 불포화지방산, 필수아미노산과 카로티노이드계의 기능성 물질을 함유하고 있어 항산화 및 항암 작용이 있다.
59회	청각	성장기 어린이 발육에 도움이 된다. 비타민C, 칼슘, 인 등이 풍부하여 어린 아이들의 성장 발육에 좋은 효과를 낸다.
61회	꽃차	식용 꽃에는 플라보노이드, 폴리페놀, 실리마린, 콜린 등이 다량 함유되어 있어 항염증 작용, 청열 작용, 해독 작용, 항암 작용이 뛰어나다.
71회	토종 갓 물김치	항산화 물질인 안토시아닌의 함량이 매우 높아 체내 활성산소의 생성을 막아 면역 기능을 향상시킨다.
73회	세모가사리	세모가사리의 진액에는 후노란이라는 성분이 함유되어 있는데, 대장암, 간암, 유방암 등 암세포 증식 억제에 매우 효과적이다.
72회	마	마의 뮤신은 위벽을 보호하며 위장 점막을 코팅해주는 효과가 있어 소화기관 을 보호해준다. 역류성 위염, 위산 과다에 인한 속 더부룩함을 예방한다.
76회	야채수프	야채수프는 혈관 세포의 손상을 일으키는 일산화질소의 생성 억제에 효과적 이다.
78회	해삼	철분, 인, 칼슘 등 미네랄과 비타민이 풍부하여 신진대사 기능을 원활하게 하고 피로회복을 돕는다.
79회	사슴고기	성질이 따듯하고 맛이 달며 독이 없는 고기이다. 허하고 마른 사람을 튼튼하게 하며 오장을 보호한다. 산에 사는 동물 중 가장 깨끗하며 포를 해서 먹거나 적당히 쪄서 먹게 되면 튼튼해진다.

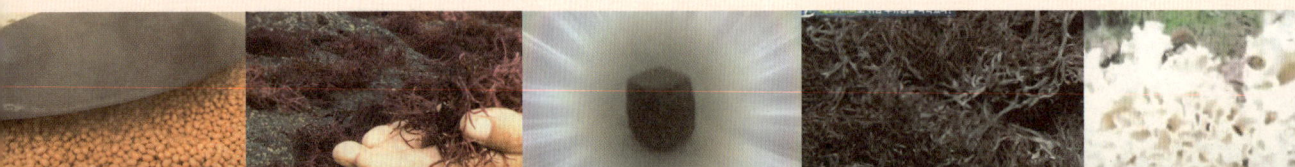

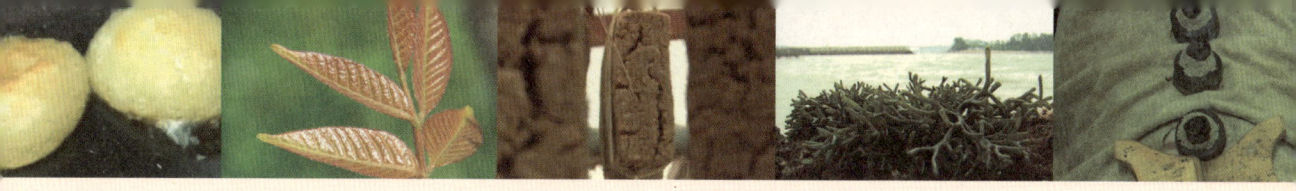

위선종

| 49회 옻순 | 옻은 어혈을 풀어주고 장에 좋다. |

위염

| 46회 삽주 | 소화 기능을 튼튼하게 한다. 삽주의 따뜻한 성질이 약한 위장을 보호하고, 위염 같은 각종 위 관련 질환을 개선하는 데 좋다. |

위장병

| 17회 달기약수 | 철분, 칼슘, 마그네슘 등 각종 미네랄 성분이 다량 함유되어 있는 것으로 밝혀졌다. |

위경련

| 61회 냉초 | 찬 성질의 냉초는 몸 속, 특히 위장의 열을 내리고 해독하는 효능이 있어 위염, 위궤양, 위경련 등을 완화시키는 데 도움이 된다. |

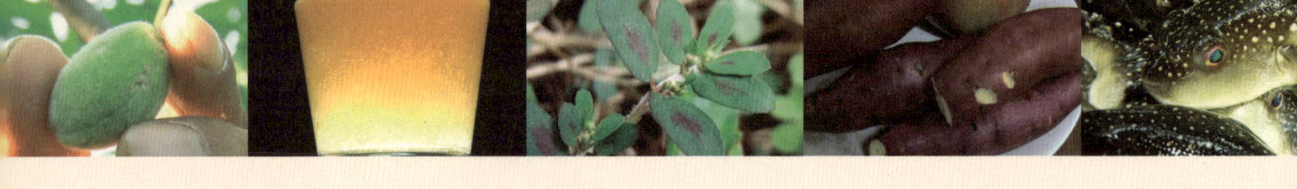

4권 · 폐 & 이비인후과 질환

· 폐 질환

폐암

회차	소재	설명
29회	유황 건강법	몸에 열을 내고 오래된 체증과 냉벽(冷癖) 등을 다스리는 효능이 있다.
29회	마늘	마늘의 유기성 게르마늄과 셀레늄은 암 세포의 증식을 억제하고 암을 예방하는 데 매우 효과적이다.
42회	겨우살이	암세포를 죽일 만큼 항암 효과가 있고, 독일 같은 경우는 종양 치료보조제로 많이 사용되고 있다.
42회	비단풀	암세포 성장 억제효과 및 해독작용이 있다.
55회	개복숭아	기관지 질환 치료에 도움이 되고, 씨앗의 아미그달린 성분 자체는 기관지의 기능을 강화시키고 기침을 멈추게 한다.
55회	졸복	복어는 허한 것을 보하고 몸의 탁한 습기를 제거해 허리와 다리를 편하게 하며 치질을 없애고 살충을 하는 효과가 있다.
65회	돌배	돌배의 폴리페놀 성분은 체내의 유해화산소와 과산화물질 및 공해물질의 활성 억제와 항알레르기 작용을 하여 기침, 천식 치료에 탁월한 효과를 갖고 있다.
70회	고구마	고구마에 베타카로틴이라는 성분이 체내의 활성산소를 없애는 데 효과적 인데 이는 세포를 건강하게 한다.

· 이비인후과 질환

인두암

회차	소재	설명
31회	현미식초	식초를 섭취하면 피로를 푸는 효과를 볼 수 있다.
48회	봉독	봉독에는 아파민, 멜리틴 등 40여 가지의 인체에 유익한 성분이 함유되어 있다.

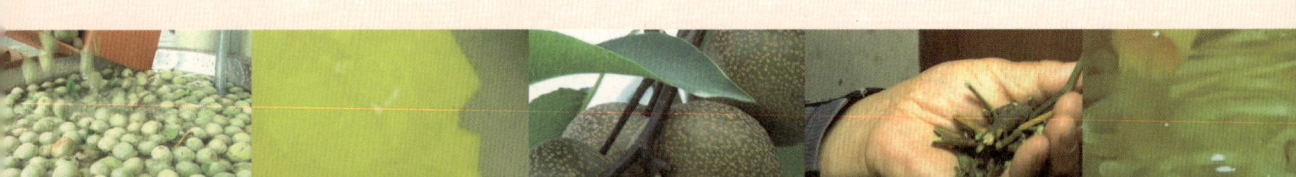

비염

40회 오일풀링
지용성 독소는 지방세포와 결합이 되어 배출의 어려움이 있는데 오일풀링 시 구강 점막 및 장 점막을 통한 배출이 가능하다.

47회 유근피와 죽염
위와 장의 열을 내리게 하고 각종 장 질환에 효과적이며 각종 종기나 종창을 삭히는 데 탁월하다.

중이염

47회 석창포
귀와 눈을 밝게 하며 건망증을 치료한다.

기침

38회 곰보배추
항히스타민 작용을 하여 기관지, 천식, 인후의 염증, 기침, 가래를 없애주는 데 도움이 된다. 또한, 플라보노이드 성분에 의해 우리 몸의 나쁜 활성산소가 제거된다. 심혈관 계통을 깨끗하게 한다.

시력

59회 블루베리
블루베리 추출물은 고혈압, 당뇨로 인한 망막 출혈, 고도 근시에서 망막 변성을 막기 위한 치료제로 사용된다.

안구건조증

65회 아사이베리
아사이베리의 안토시아닌이 항산화 작용을 하기 때문에 자외선 같은 눈에 유해한 광선으로부터 눈을 보호해준다. 또 망막에서 빛을 감지하는 로돕신이라는 색소에 재합성을 촉진시켜 눈의 피로를 줄여주며, 시력을 향상시키는 효과가 있다.

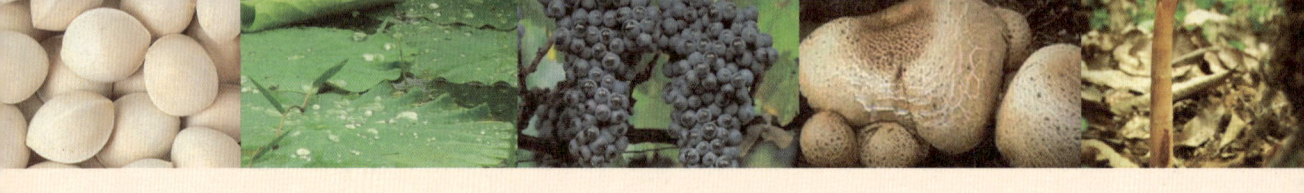

5권 · 심장 & 뇌 질환

• 심장 질환

심근경색

56회 삼채	혈압을 안정적으로 유지 시키고, 삼채에 주요 성분인 칼륨이 체내 나트륨 배설을 촉진시키고 고혈압을 조절해 성인병을 예방한다.
60회 연잎과 연 수액	천연 방부제의 역할을 한다. 연잎에 있는 플라보노이드 성분은 음식의 지방을 분해하고 부패를 방지한다.
70회 은행 발효액	은행에 함유된 리놀렌산과 징코라이드가 혈전의 원인인 혈소판 응집을 막는 데 효과적이며 고혈압, 동맥경화 등의 질환을 예방하고 치료하는 데 도움을 준다.

심장협심증

39회 칠보석	칠보석에서 뿜어져 나오는 원적외선이 인체에 긍정적인 영향을 준다.
39회 건해삼	해삼의 홀로테인이라는 성분이 피의 응고를 막고, 유해균을 파괴하며 항암 작용을 한다. 또한 해삼의 지방산이 전립선 등의 암세포의 성장을 억제한다.

부정맥

53회 보리수	오장을 보호하는 성분이 있어 체력이 떨어져서 생기는 부정맥의 발병을 막는 데 간접적인 도움을 줄 수 있다.

심장박동기

33회 나귀 내장	여육이라고 하는 나귀고기는 열을 풀어주고 마음을 소통시켜서 예방하는 효과가 있다. 머리는 두풍증을 예방할 수 있고, 가죽을 삶아서 만든 아교는 조혈 작용이 있어 피를 보충해주고 지혈 작용을 한다.

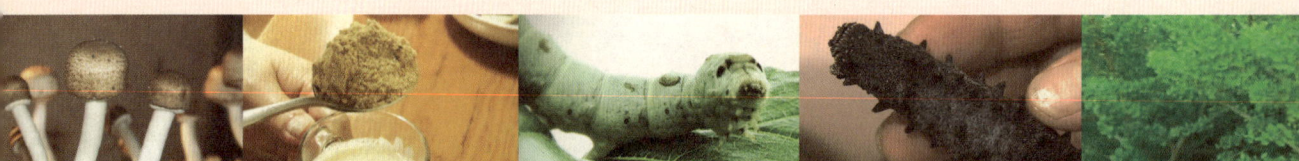

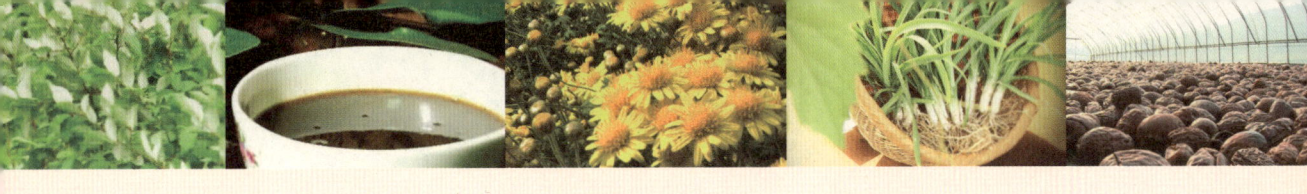

심실중격결손증

55회 포도	우리 몸의 혈관에 나쁜 영향을 주는 저밀도 콜레스테롤을 낮추고 나이가 들면 가장 문제가 되는 섬유화 현상, 심장 근육이 딱딱해지는 것을 막아 준다.

• 뇌 질환

뇌졸중

30회 자연효소 밥상	효소액은 콜레스테롤 찌꺼기나 혈관 벽에 붙어있는 불순물을 제거하는 것을 돕는다.
36회 죽력 (대나무 기름)	중풍 및 반신불수 환자들에게 요긴하게 처방되었으며 뇌졸중 및 뇌졸중으로 인한 언어 장애 등을 치료하는 데 도움이 된다.
41회 백토	체내의 나쁜 독이 백토에 흡착되어 배출되어 신진대사를 원활하게 하고 만성 피로를 회복시키는 데 도움이 된다.

뇌경색 & 뇌출혈

37회 갈대 뿌리	열을 내리고 몸 안에 쌓인 여러 가지 독을 풀어주며, 갈대 뿌리에서 추출한 MPC성분은 치매에 효능이 있다.
65회 아로니아	아로니아의 안토시아닌 성분 수치는 자연계 식물 중 가장 높은 정도이다. 블루베리에 약 4배, 포도엔 약 79배의 안토시아닌이 함유되어 있다. 안토시아닌이 심장 질환, 뇌졸중의 위험을 감소시킨다.
71회 녹차	녹차의 카데킨 성분은 강력한 항산화 작용을 가지고 있어 모든 질병의 근원이 되는 활성산소를 제거해 몸의 노화를 막고 건강하게 한다.

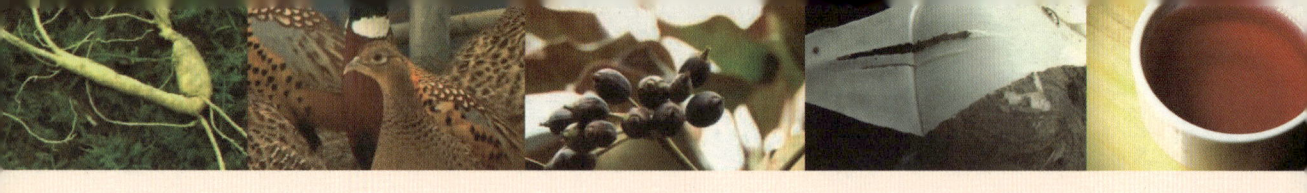

뇌종양

| 42회 생강나무와 겨우살이 | 생강나무는 어혈을 풀어주고 몸을 따뜻하게 한다. 복통, 냉증, 관절염, 근육통 등에 효과적이다. |

치매

| 41회 노루 궁뎅이버섯 | 치매를 예방하고 치료한다. 노루궁뎅이버섯의 헤리세논, 에리나신이라는 물질이 신경 성장인자와 결합하여 치매를 예방한다. |

중풍

| 19회 장수말벌주 | 신체 면역기능을 향상시킨다. 아미노산, 유기산, 비타민, 항생물질을 풍부하게 함유하고 있다. |

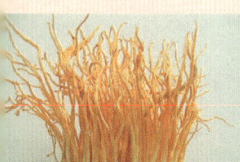
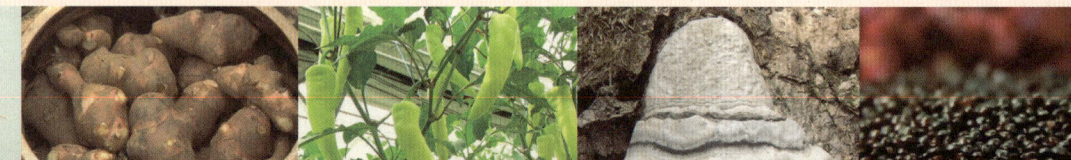

6권 · 고혈압

고혈압

30회 솔잎	페놀 화합물, 테레빈이 들어 있어 신진대사와 혈액 순환을 돕고 콜레스테롤 수치와 높은 혈압을 낮춰준다.
38회 말린 누에	뽕잎의 가바와 루틴이라는 성분이 있는데 가바는 혈압을 낮추고, 루틴은 모세혈관을 튼튼하게 해준다.
66회 오곡식초	유기산이 풍부해 인체의 활성산소를 제거, 성인병이나 혈관성 질환 등을 예방하는 데 탁월하다.
46회 양파 물	양파 껍질의 케프세틴이 혈관의 확장과 수축을 담당하는 혈관 뇌피세포의 기능을 조절함으로써 혈압을 낮출 수 있다.
49회 발아 현미	발아 현미의 풍부한 식이섬유는 체내에 축적된 중금속을 배출 시킨다. 또한, 과도한 영양소를 함께 배출시켜 비만을 막는다.
49회 노니	무릎이나 허리 통증을 제거하는 데 좋다. 어혈을 풀어주는 축어작용을 하고, 피를 맑게 하는 청혈, 해독 작용이 있다.
69회 귀리(오트밀)	혈관 질환 개선에 도움이 되는 칼륨이 대량 함유되어 있어 체내 나트륨을 배출을 도와 혈압 상승을 막는다.
73회 대추	사포닌과 비타민P가 많아 혈압을 낮추고, 모세혈관을 깨끗하게 하여 동맥경화를 막을 수 있고 중풍도 예방한다.
75회 감국	머리가 어지럽거나 눈이 어둡거나 침침할 때, 눈물이 날 때 먹으면 효과가 있고 장기간 복용하면 노화를 막고 장수하게 한다.
77회 제주 조릿대	찬 성질의 조릿대를 적당량 장복하면 몸의 열을 낮추는 데 도움이 된다. 특히 간의 열을 내려주어 간 기능을 정상적으로 회복시키는 데 좋다.
78회 천문동	아스파라긴산과 글리코사이드 성분이 다량 함유되어 있어 피로를 풀어주고 면역력을 증강시키는 데 많은 도움이 된다.
56회 아가리쿠스	실제 암세포를 줄이는 작용을 하기보다는 항암치료 등으로 그 기능이 저하된 인체의 세포들의 면역력을 빨리 올려주는 기능을 한다.

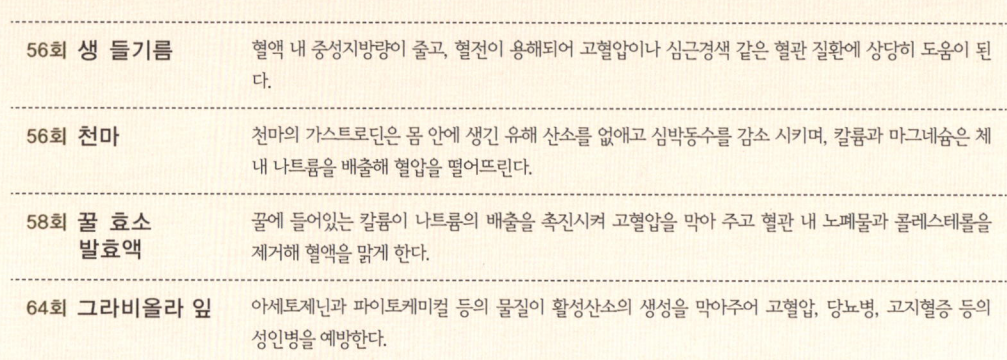

56회 생 들기름	혈액 내 중성지방량이 줄고, 혈전이 용해되어 고혈압이나 심근경색 같은 혈관 질환에 상당히 도움이 된다.
56회 천마	천마의 가스트로딘은 몸 안에 생긴 유해 산소를 없애고 심박동수를 감소 시키며, 칼륨과 마그네슘은 체내 나트륨을 배출해 혈압을 떨어뜨린다.
58회 꿀 효소 발효액	꿀에 들어있는 칼륨이 나트륨의 배출을 촉진시켜 고혈압을 막아 주고 혈관 내 노폐물과 콜레스테롤을 제거해 혈액을 맑게 한다.
64회 그라비올라 잎	아세토제닌과 파이토케미컬 등의 물질이 활성산소의 생성을 막아주어 고혈압, 당뇨병, 고지혈증 등의 성인병을 예방한다.

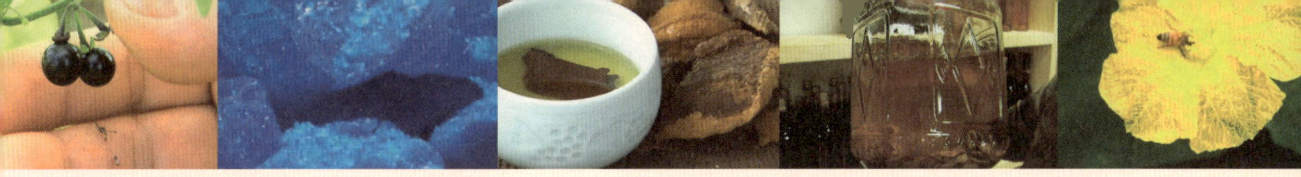

7권 · 당뇨

당뇨병

회차	이름	설명
35회	조복산삼	당뇨, 혈압, 암등을 예방하고 치료를 돕는다.
49회	여주	당뇨, 피로회복, 항균, 항산화 작용이 탁월하다.
55회	함초	함초의 풍부한 식이섬유가 당분 흡수를 막고 과도한 당분 이동 억제시켜주며 비타민C, E와 베타카로틴 등의 항산화 물질이 인슐린 분비에 도움을 준다.
67회	홍주	알코올 자체가 간에 저장되어 있는 당원을 포도당으로 분해해 혈류로 나오는 당분의 방출을 줄여 일시적인 혈당의 급격한 상승을 막아주기 때문에 적당한 음주가 당뇨 환자에게 도움이 된다.
69회	흑메밀	흑메밀에는 루틴이 다량으로 함유되어 있는데, 루틴은 혈관을 튼튼하게 하고 혈당을 낮춰주므로 당뇨를 예방하고 치료하는 데 좋다.
69회	가바쌀	기억력 증진에 도움이 되고 당뇨를 예방하고 치료한다. 가바 성분이 혈당치 상승을 억제하고 혈압 저하에 도움을 준다.
71회	야생초 김치	발효 과정에서 발생하는 유산균이 항암, 항산화 작용이 뛰어나다. 대표적 발효 음식인 김치를 건강하게 섭취하기 위해서는 저염식으로 만들어 먹는 것을 권장한다.
72회	히카마	히카마의 비타민E와 식이섬유가 콜레스테롤의 수치를 저하시키고 혈당을 조절한다.
74회	토사자	비정상적 당대사 활동을 중단시켜 주고, 콜레스테롤 수치를 떨어뜨려 고지혈 증까지도 예방 및 치료할 수 있다.
50회	말굽버섯	화균지(樺菌芝)라 불리며 소아 식체, 식도암, 위암, 자궁암 등에 사용한다.
52회	오죽	고죽엽은 그 성질이 차고 맛은 쓰며 몸에 있는 번열을 다스려 소갈(당뇨)에 도움이 된다.
52회	현미 동충하초	겨울에는 곤충이던 것이 여름이되는 버섯으로 변한다는 의미의 곤충 기생형 약용버섯으로 진시황과 양귀비가 불로장생을 위해 즐겨먹은 것으로 알려져 있다.
52회	돼지감자	저장다당류의 일종인 이눌린이 풍부하여 체내에서 정상 혈당을 유지할 수 있도록 도우며, 중성지방의 농도를 줄여 각종 성인병을 예방한다.

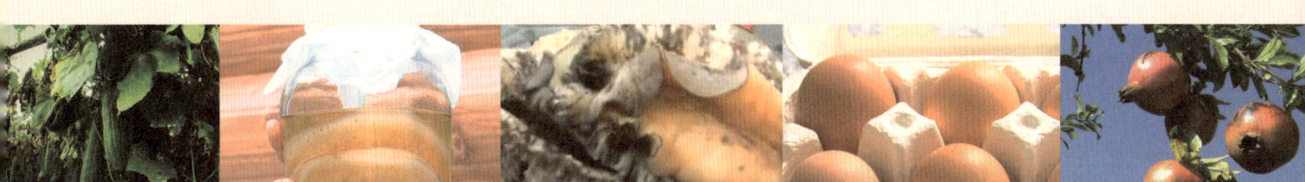

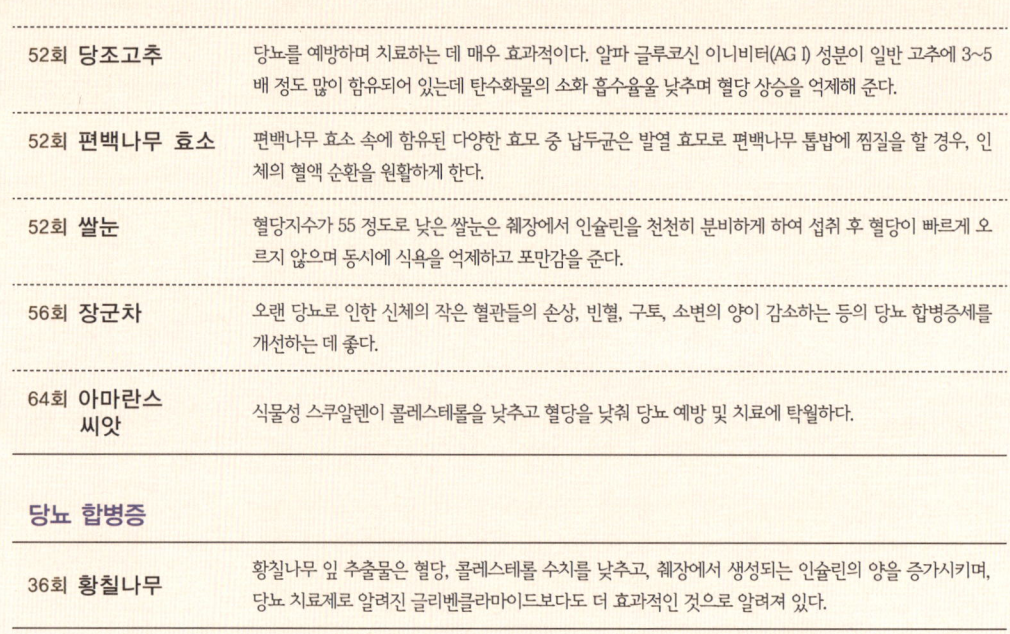

| 52회 당조고추 | 당뇨를 예방하며 치료하는 데 매우 효과적이다. 알파 글루코신 이니비터(AG I) 성분이 일반 고추에 3~5배 정도 많이 함유되어 있는데 탄수화물의 소화 흡수율을 낮추며 혈당 상승을 억제해 준다. |

| 52회 편백나무 효소 | 편백나무 효소 속에 함유된 다양한 효모 중 납두균은 발열 효모로 편백나무 톱밥에 찜질을 할 경우, 인체의 혈액 순환을 원활하게 한다. |

| 52회 쌀눈 | 혈당지수가 55 정도로 낮은 쌀눈은 췌장에서 인슐린을 천천히 분비하게 하여 섭취 후 혈당이 빠르게 오르지 않으며 동시에 식욕을 억제하고 포만감을 준다. |

| 56회 장군차 | 오랜 당뇨로 인한 신체의 작은 혈관들의 손상, 빈혈, 구토, 소변의 양이 감소하는 등의 당뇨 합병증세를 개선하는 데 좋다. |

| 64회 아마란스 씨앗 | 식물성 스쿠알렌이 콜레스테롤을 낮추고 혈당을 낮춰 당뇨 예방 및 치료에 탁월하다. |

당뇨 합병증

| 36회 황칠나무 | 황칠나무 잎 추출물은 혈당, 콜레스테롤 수치를 낮추고, 췌장에서 생성되는 인슐린의 양을 증가시키며, 당뇨 치료제로 알려진 글리벤클라마이드보다도 더 효과적인 것으로 알려져 있다. |

8권 · 내과 질환

갑상선암

77회 **구아바 잎**	항암작용이나 항산화 작용이 탁월한 폴리페놀 함량이 아주 많으며, 구아바 유래의 플라보노이드 계통의 화합물인 아피제닌이라는 물질이 함유되어 있어 갑상선 암에 특효가 있다.
66회 **생강차**	생강의 매운 맛을 내는 진저롤(Gingerol)은 마늘의 알리신 만큼 항산화, 항암 효과를 가지고 있으며 소화 작용, 살균 효과가 강해 상비약으로 이용된다.

갑상선 종양

39회 **천년초 주스**	암, 당뇨를 예방하고 소염, 진통, 폐결핵, 신경통, 관절염에 효험이 있고 혈액순환, 해열작용, 해독작용, 갑상선, 수종, 근종 등에 효험이 있다.

갑상선 결절

77회 **제주 산야초**	제주도의 작물 생육 기간이 육지보다 약 2~3개월 정도 길다는 점과 특유의 해양성 기후와 바다 바람, 다량의 미네랄을 함유하고 있는 화산 해토 등의 이점이 어우러져 길러진 것이 특징이다.

식도암

48회 **봉교**	봉교의 카페인산 에스테르가 염증성 질환을 치료하고 예방하는 데 도움이 된다. 류마티스 관절염이나 아토피를 치료하는 데 좋다.
69회 **칠곡 주스**	잡곡에는 사포닌, 피틴산, 아라비노자일란, 가바, 식이섬유가 풍부하게 들어있어 발암 물질을 배출시키는 작용을 하여 대장암, 유방암 등 각종 암을 예방하는 데 도움을 준다.

혈액암

73회 **묵은 도라지**	사포닌 성분, 특히 묵은 도라지의 수용성 식이섬유 이눌린은 면역력 강화, 항암 작용에 도움을 준다.
79회 **인삼차**	인삼의 뜨거운 성질이 겨울철 몸이 차고 추위를 잘 타는 사람들에게 좋고, 원기 회복과 피로 해소에 탁월해 허약 체질 개선에 도움이 된다.

림프종암

41회 칡   칡 속의 카테킨 성분은 간 기능을 돕고 숙취 해소에 좋으며 여성 호르몬인 에스트로겐이 풍부하여 갱년기 증상에 효과적이다.

혈소판 감소증

75회 산사열매   오랜 체기를 풀어주고 기가 몰린 것을 잘 순환시켜 주어 가슴을 시원하게 한다.

결핵

75회 파프리카   루테인, 베타카로틴 등이 함유되어 있어 폐 기능을 원활하게 한다.

골수이형성증후군

72회 잎새버섯   잎새버섯은 생활습관병인 당뇨병, 고지혈증에도 효과가 있는 것으로 밝혀졌다. 매일 먹으면 혈액 속의 지방, 장기의 지방이 줄어 당뇨 치료에 도움이 된다.

급성 골수성 백혈병

58회 백초발효액   여러 가지 다양한 산야초를 발효시키면 각각의 유익 효소가 같이 발효되어 영양적으로 상승효과를 기대할 수 있다. 또한 효소 발효액을 통해 소화가 잘되는 단백질을 섭취하여 면역 기능을 향상시킨다.

천식

74회 오미자   독이 없기 때문에 대부분의 사람들이 먹었을 때 큰 문제는 없지만 손발이 차고 아랫배의 기운이 찬 사람들이 먹으면 입맛이 떨어지고 기운이 가라앉는 경우가 있다.

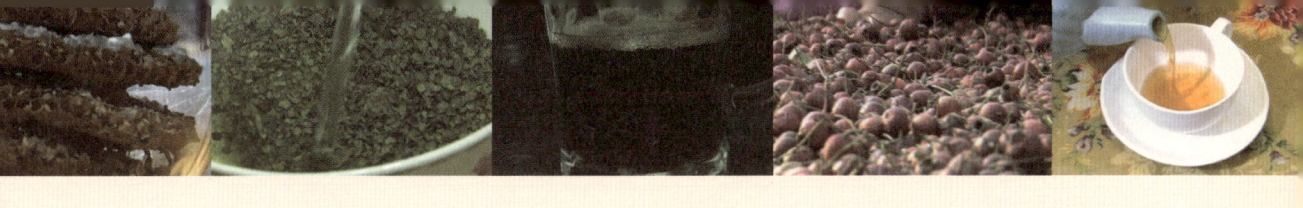

만성신부전

| 70회 잣 | 어지럼증을 치료하고 피부를 윤택하게 할 뿐 아니라 오장을 건강하게 한다. |

빈혈

| 60회 진생베리 | 혈관의 염증을 억제하고, 혈관 내벽에서 생성되는 일산화질소의 생성을 촉진해 고혈압, 허혈 질병 등을 예방, 치료하는 데 도움이 된다. |
| 75회 단감 | 폐와 심폐기능을 편안하게 하고 주로 기침이 날 때 열이 오르고 입이 마르는 것을 진정시켜준다. |

안면마비

| 60회 망태버섯 | 망태버섯의 NGF(신경성장 촉진인자)가 신경 조직 세포의 성장을 유도하고 감각 신경 마비나 얼굴, 턱 손상에 매우 효과적이다. |

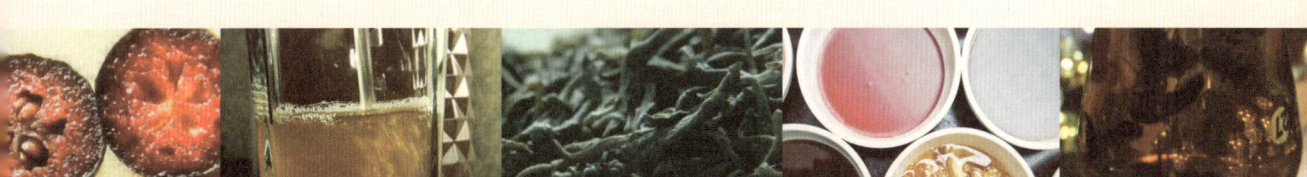

9권 · 관절 & 척추 질환

관절염

57회 아교	뼈를 튼튼하게 한다. 칼슘과 철분 등이 뼈를 건강하게 하고, 특히 몸속의 칼슘이 빠져나가는 시기인 중년들을 건강하게 한다.
77회 감귤껍질	귤껍질에 풍부하게 함유되어 있는 구연산이 피로 회복을 돕고, 신진대사를 원활하게 한다.
78회 섬초	한국영양학회지에 의하면 칼슘, 칼륨, 비타민C의 섭취가 많은 여성이 골밀도가 높다는 결과가 있다. 칼슘, 비타민C가 풍부한 섬초는 뼈를 튼튼하게 하는 데 도움이 된다.
54회 엉겅퀴	지혈 작용이 있다. 소변·대변 출혈, 코피, 자궁 출혈, 외상 출혈 등을 지혈 하는 데 도움이 된다. 특히, 폐결핵으로 인한 토혈을 치유한다.
54회 모시 잎	철분과 아미노산이 다량 함유되어 있는데, 이는 콜라겐을 만드는 주요 성분이고 따라서 퇴행성 관절염을 예방하고 치료하는 데 효과적이다.

류마티스 관절염

51회 홍화(잇꽃)	뼈를 건강하게 한다. 잇꽃 씨앗에 소량 함유되어 있는 백금이 골절 부위의 양전기와 음전기의 교류작용을 활발하게 하여 백혈구를 모아 뼈를 빠르게 결속시킨다.
53회 쇠비름	다양한 염증 및 만성질환을 개선하고, 노화를 막아준다. 또한, 류마티스 관절염 등을 치료하는 데 어느 정도 도움이 된다.

퇴행성 관절염

57회 마가목	플라보노이드 글리코사이드라는 관절염 치료에 도움이 되는 성분이 다량 함유되어 있다.
57회 백년초	백년초 열매의 칼슘 성분이 뼈를 튼튼하게 하여 관절염 등을 예방하며 치료 하는 데 도움이 된다.
67회 양파 와인	2010년 영국에서의 연구 결과에 따르면 양파를 먹는 중년 여성이 그렇지 않은 중년 여성에 비해 무릎이나 척추 관절이 더욱 건강한 것으로 알려져 있다.

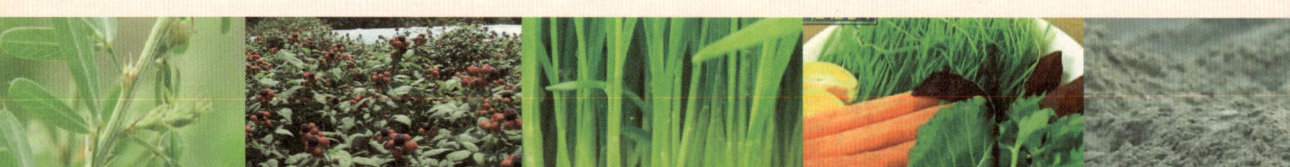

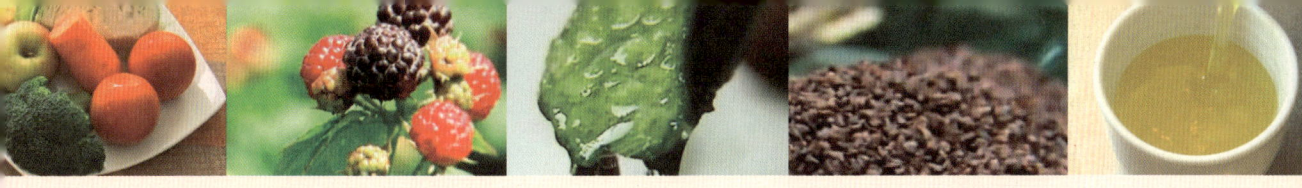

| 78회 홍어 | 홍어에는 뼈에 좋은 콘드로이틴 성분이 풍부하게 함유되어 있는데 이는 연골의 주성분으로 기계의 윤활유처럼 뼈와 뼈 사이에서 작용한다. |

통풍

57회 약쑥	다양한 유기물들이 들어 있는 약쑥은 피로를 해소하고 스트레스를 완화시키는 효과가 있다. 약쑥은 자궁을 따뜻하게 해주고 불규칙적인 생리나 통증을 개선하는 데 도움을 준다.
65회 개다래	개다래 속 벌레가 내뿜는 아미노산은 요산의 수치를 낮추는 효과가 있다. 따라서 혈액내의 요산 수치가 높아져 요산 결정 조직이 침착되어 염증을 일으키는 질환인 통풍을 치료하는 데 효과적이다.
64회 어성초 잎	어성초 잎에는 쿠에트치트런 성분이 풍부한데 체내 염증을 막아주고 이뇨 작용을 도와 통풍을 예방하고 치료하는 데 도움이 된다.

무릎 통증

| 37회 우슬 | 우슬에는 사포닌과 칼슘이 다량 함유되어 있어 무릎, 허리 등의 뼈를 튼튼하게 한다. |

무릎 연골증

| 41회 철갑상어의 척수 | 철갑상어 척수의 콘드로이틴은 연골을 구성하는 중요한 물질로 나이에 따라 마모되는 무릎이나 팔꿈치 등의 연골을 튼튼하게 할 수 있다. |

연골판 절제

| 54회 발효현미버섯 | 각종 비타민 성분, 미네랄, 아미노산 등이 풍부하지만 실질적인 소화 및 흡수율이 낮다. 이러한 현미를 발효를 거쳐 체내 흡수율을 높인 것이 발효현미이다. |
| 17회 산골 | 산골에는 5대 필수 영양소 중 하나인 철분이 다량 함유되어 있는데 알맞게 섭취했을 시 노화 예방에 탁월하다. |

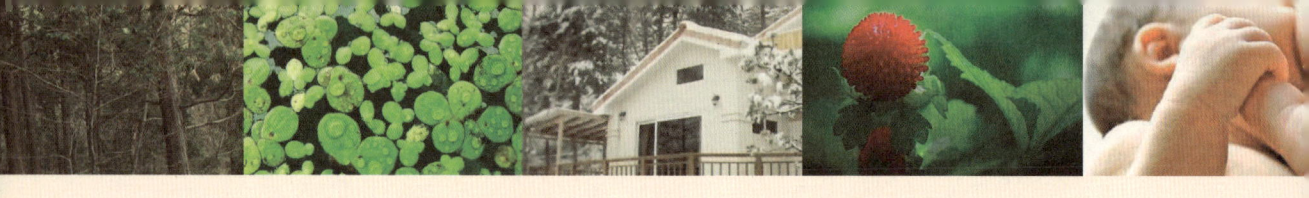

척추전방전이증

73회 가막사리와 환삼덩굴

배당체인 세사민과 쿠마린 성분이 진정작용을 일으킨다. 세사민과 쿠마린이 혈관을 확장하여 혈액 순환을 원활하게 한다.

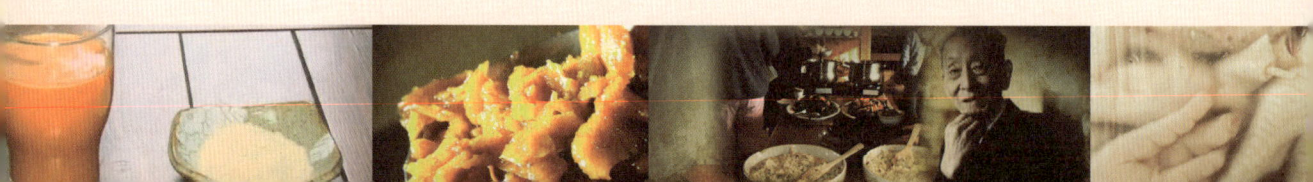

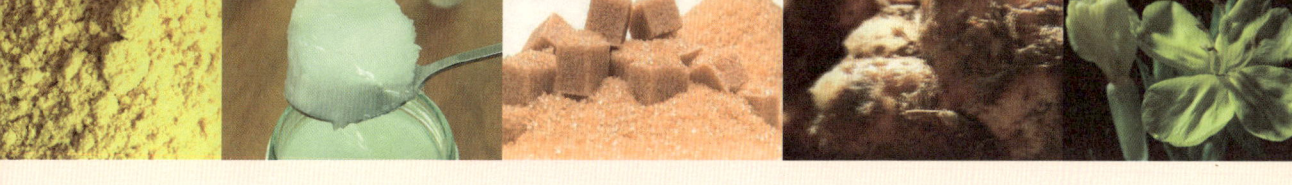

10권 · 여성 질환

유방암

32회 사찰 음식	표고버섯 가루, 다시마, 들깨, 솔잎가루 등을 이용해 담백한 맛을 내는 사찰음식. 이러한 천연 양념은 맵고, 짜고 기름진 것들로 인해 자극받은 몸을 깨끗하게 하고 연의 이치가 담긴 소박한 맛을 대하면 마음 또한 편안해지는 효과를 얻을 수 있다.
35회 오리푸딩	오리의 불포화지방산 특히 레시틴이라는 성분이 암세포의 생성을 억제하고, 칼슘과 아미노산이 풍부해 간 기능을 향상시켜 해독 작용을 돕는다.
45회 현미 김치 (미강)	미강에는 셀룰로오스, 비타민, 미네랄, 생리활성물질 등이 풍부하게 함유되어 있는데, 유산균으로 발효 과정을 거치며 아라비녹실란, 가바, 피틴산 등이 생성되고 기존 영양성분이 더욱 세분화 되어 소화 흡수에 용이하게 된다.
50회 상황버섯	온순하고 독을 다스린다. 여성의 하혈, 배앓이, 자궁 내막염에 의한 대하 증세에 쓰며 양기에 좋다.
53회 꾸지뽕	당뇨에 특효이며, 꾸지뽕의 루틴이 모세혈관을 강화시키고 당뇨를 예방한다. 꾸지뽕의 플라보노이드, 모르틴, 루틴 성분이 각종 암을 예방하고 치료하는 데 도움이 된다.
59회 전복	뛰어난 항산화 작용을 한다. 비타민 A, B, E 같은 항산화 물질이 많이 들어 있어 항암 작용을 하고 동맥 경화를 예방하고 혈관을 튼튼하게 한다.
59회 산자나무 (비타민나무)	비타민은 물론이고 필수 아미노산, 불포화지방산 등을 다량 함유하고 있어, 다이어트 및 미용에 매우 탁월한 효과를 보인다.
72회 비트	여성계 질환을 예방하고 치료하는 데 매우 좋다. 여러 가지 무기질과 비타민, 엽산이 풍부하여 여성, 특히 산모들의 건강을 유지하는 데 아주 좋다.
72회 수세미	최근 국내 한 연구팀에 의하면 수세미 추출물이 자궁경부암, 유방암 세포의 증식을 억제한다고 밝혀졌다. 수세미에 포함되어 있는 큐마릭엑시드라는 생리활성물질이 항바이러스 효과와 더불어 항암 효과가 있는 것으로 알려져 있다.

자궁암

62회 까마중 효소 발효액	여성의 자궁은 혈이 모이는 곳으로 어혈이 뭉치기 쉽다. 까마중이 열을 내리고 나쁜 피를 제거해 혈액 순환을 촉진시켜 자궁암, 난소암 등을 예방하고 치료하는 데 효과적이다.

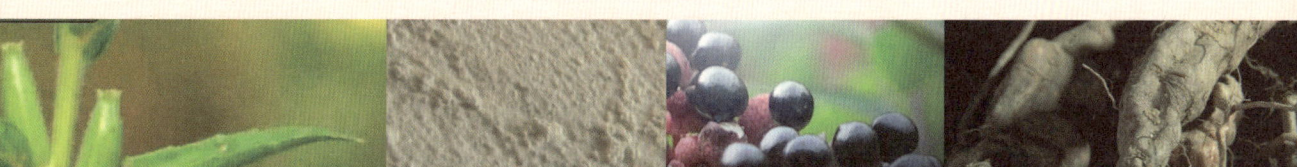

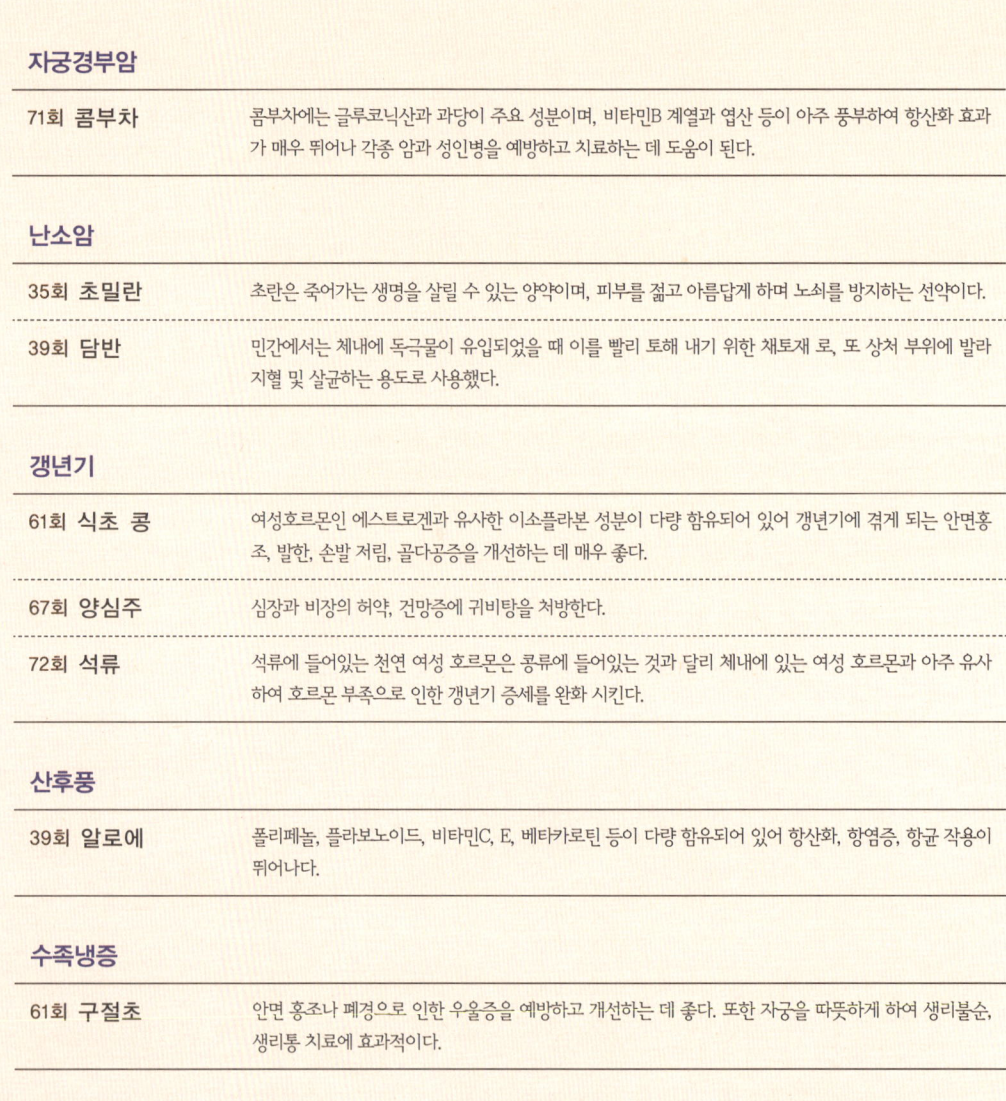

자궁경부암

| 71회 콤부차 | 콤부차에는 글루코닉산과 과당이 주요 성분이며, 비타민B 계열과 엽산 등이 아주 풍부하여 항산화 효과가 매우 뛰어나 각종 암과 성인병을 예방하고 치료하는 데 도움이 된다. |

난소암

| 35회 초밀란 | 초란은 죽어가는 생명을 살릴 수 있는 양약이며, 피부를 젊고 아름답게 하며 노쇠를 방지하는 선약이다. |
| 39회 담반 | 민간에서는 체내에 독극물이 유입되었을 때 이를 빨리 토해 내기 위한 채토재 로, 또 상처 부위에 발라 지혈 및 살균하는 용도로 사용했다. |

갱년기

61회 식초 콩	여성호르몬인 에스트로겐과 유사한 이소플라본 성분이 다량 함유되어 있어 갱년기에 겪게 되는 안면홍조, 발한, 손발 저림, 골다공증을 개선하는 데 매우 좋다.
67회 양심주	심장과 비장의 허약, 건망증에 귀비탕을 처방한다.
72회 석류	석류에 들어있는 천연 여성 호르몬은 콩류에 들어있는 것과 달리 체내에 있는 여성 호르몬과 아주 유사하여 호르몬 부족으로 인한 갱년기 증세를 완화 시킨다.

산후풍

| 39회 알로에 | 폴리페놀, 플라보노이드, 비타민C, E, 베타카로틴 등이 다량 함유되어 있어 항산화, 항염증, 항균 작용이 뛰어나다. |

수족냉증

| 61회 구절초 | 안면 홍조나 폐경으로 인한 우울증을 예방하고 개선하는 데 좋다. 또한 자궁을 따뜻하게 하여 생리불순, 생리통 치료에 효과적이다. |

11권 · 비만 & 비뇨기과 질환

· 비만

다이어트

31회 초마늘	마늘의 알리신이 장운동을 촉진시켜 배변활동에 도움을 주어 복부에 살이 찌는 것을 막아준다.
47회 현미 채식	현미의 섬유소는 담즙의 산을 장으로 배설해, 콜레스테롤을 감소시키며 음식에 있는 콜레스테롤이 혈액으로 흡수되는 것을 억제시켜준다.
47회 바나나 식초	식초의 구연산이라는 유기산이 우리 몸의 신진대사를 촉진시켜 다이어트에 아주 좋은 효과를 낸다.
66회 흑초	항체의 생성을 촉진한다. 필수아미노산의 성장을 촉진해 항체의 생성으로 이어져 신체의 면역력을 증강시킨다.

· 비뇨기과 질환

방광암

68회 식이요법	식이요법은 약을 대신해 음식을 먹는 개념으로 치료를 목적으로 다른 음식물 을 일체 섭취하지 않고 하루 세 끼 특정 음식만을 먹는다.

부신암

43회 밀싹	밀싹에 들어있는 풍부한 엽록소가 해독작용을 담당하는 간과 장을 정화, 세정하는 역할을 한다. 또한 혈액에 산소를 공급하여 맑은 피를 제공한다.

신장염

19회 토룡(지렁이)	신장염을 앓거나 신장병을 장기간 겪는 사람들에게는 영양을 공급하면서 독을 빼주는 두 가지 효과를 보인다.

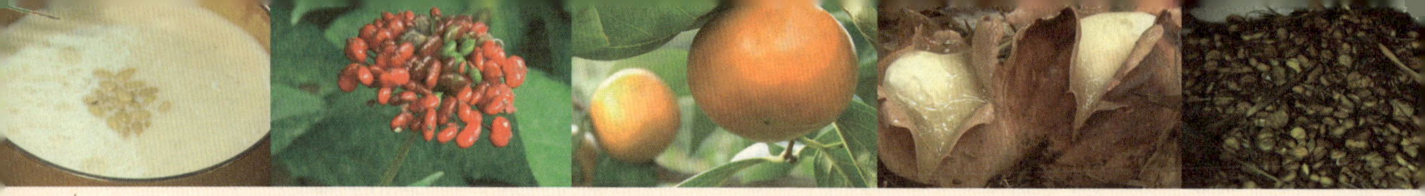

급성신우신염

| 27회 숯가루 | 숯은 오래전부터 독성 물질을 효과적으로 흡수해 해독제로 사용되어왔다. 배에 찬 가스를 빼거나 혈액 속의 독소를 빨아들인다. |

전립선염

| 49회 땅콩 새싹 | 레스베라트롤이란 성분이 우리 몸의 산화를 막아주어 항암 효과를 낸다. 특히 전립선염 예방에 도움이 되는 것으로 알려져 있다. |

사구체신염

| 71회 발효차 | 항산화 작용에 탁월하다. 찻잎은 발효 과정에서 테아플라빈과 테아루비긴이라는 항산화 물질을 만들어 낸다. |

발기부전

| 67회 야관문주 | 남성의 정력을 좋게 하고, 발기부전을 치료하는 데 도움이 된다. 산화질소는 혈관을 확장시켜 음경해면체로 가는 혈관 또한 넓혀 정력을 북돋고 발기부전을 해결하는 데 도움이 된다. |

전립선 비대증

| 58회 복분자 효소액 | 남성과 여성의 성기능 개선에 도움을 준다. 호르몬 생성을 활발하게 할 뿐 아니라 특히 전립선 비대염으로 인한 배뇨장애를 해결해준다. |

요도결석

| 64회 금전초 | 결석 용해 실험에서 금전초가 수산결석 용해에 효과가 있다. |

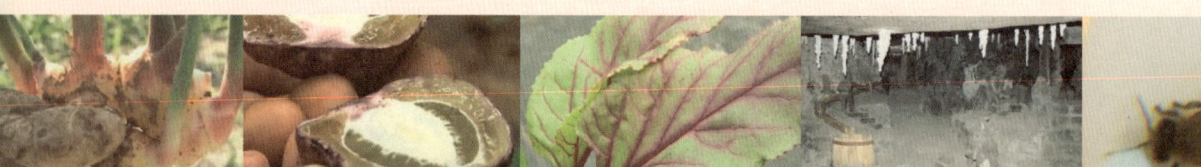

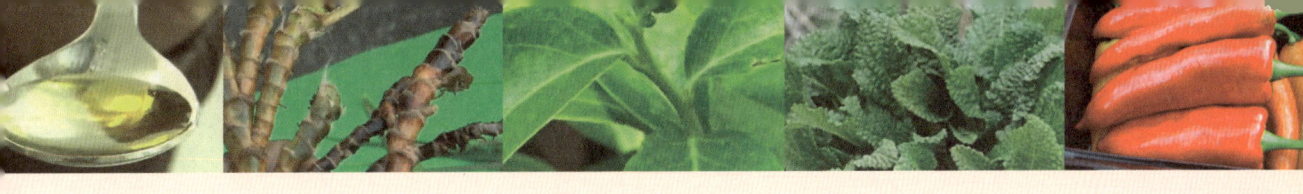

불임

| 76회 해독주스 | 난임의 원인 중 하나인 호르몬 레벨을 평균화시켜 규칙적 월경 및 배란이 이뤄져 임신의 확률이 높아질 수 있다. |

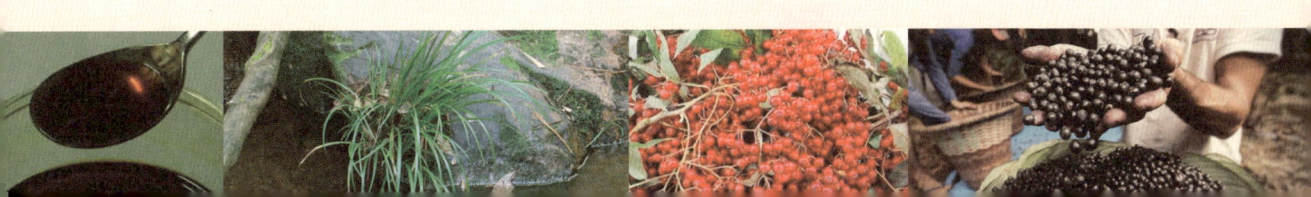

12권 · 피부 질환

아토피

회차	제목	설명
30회	편백나무	피톤치드가 냄새의 원인이 되는 요소를 화학적으로 분해하여 공기를 정화하는 효과를 낸다.
53회	개구리밥 (부평초)	한방에서는 부평초라 불리며 차가운 성질로 땀을 내고 해독작용을 하며 습진, 두드러기, 열병으로 인한 피부 질환 등에 쓴다.
65회	산초기름	진초라 하여 성질이 따뜻하고 매우며 독이 있다. 이는 눈을 밝게 하고 냉으로 오는 복통과 이질을 낫게 한다.
65회	뱀딸기	아토피성 피부염, 염증성 습진 등의 피부 질환에 탁월한 효과를 나타낸다.
37회	소금집	예로부터 부스럼이나 종기 같은 피부병에 널리 쓰이던 소금은 살균 및 살충에 효능이 있다.
35회	모유 목욕	모유에는 DHA나 면역글로불린 또는 엄마의 항체가 섞여 있으므로 감염을 억제하고 알레르기의 발병률을 낮추는 효과가 있다.
62회	효소 절식법	일정 기간 동안 평소에 먹던 음식을 중단하고 대체 음료만 섭취하는 것으로 최근 화제가 되고 있는 간헐적 단식 또한 절식의 방법 중 하나이다.
68회	니시의학	니시는 건강의 이상을 불러일으키는 직접적 요인을 척추의 어긋남, 혈액순환의 장애, 영양 불균형으로 인한 숙변, 산성화 된 체질로 규정짓고 이를 해결하기 위해서는 식이요법과 운동요법을 병행해야 한다며 11가지의 건강수칙을 주장했다.

피부염

회차	제목	설명
23회	마크로비오틱 식습관	'macro(큰)'와 'bio(생명)', 'tic(방법·기술)'을 합성한 말로 뿌리부터 껍질까지 음식을 통째로 먹는 조리법으로 일본의 장수건강법에 뿌리를 두고 있다.

피부근염

회차	제목	설명
64회	달맞이꽃 씨앗	항염 작용이 뛰어나 각종 염증 질환에 사용되고 고지혈증, 고혈압 같은 심혈관 질환, 습진이나 아토피 같은 만성 습진성 피부에도 효과가 탁월하다.

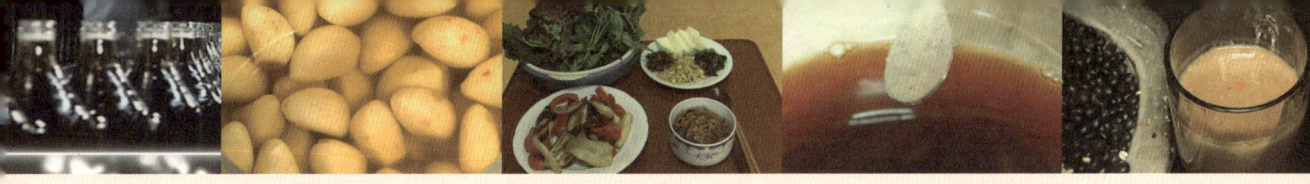

건선

| 59회 울금 | 성인병 예방 및 고혈압, 당뇨 치료에 효과적이다. 울금의 커큐민 성분이 혈관의 노폐물을 청소하고, 높은 혈압을 낮추는 역할을 한다. |

탈모

| 24회 족발 | 족발의 풍부한 칼륨 성분이 나트륨의 배출을 촉진시키며 콜레스테롤과 혈압의 수치를 안정시켜 준다. |
| 67회 하수오주 | 기혈 순환을 돕고 근육과 뼈를 건강하게 할 뿐만 아니라 머리카락을 까맣게 하고 오래 먹으면 늙지 않는다고 기재되어 있다. |

베체트

| 20회 겨자찜질 | 성질이 따뜻하고 독이 없으며 부딪혀 생긴 어혈을 치료한다. |

물사마귀

| 27회 코코넛 오일 | 중쇄지방산이라는 것이 들어 있어 노폐물이나 지방 축적을 억제하고 신진대사를 돕는다. 또한 모유에 성분과 같은 라우르산이 들어 있어서 인체의 면역 기능을 높여준다. |

피부미용

| 3회 흑설탕 스크럽팩 | 건조한 피부의 수분 증발을 방지해 건조함을 덜어주고 각질을 제거해 거친 피부를 개선하는 효과가 있다. |
| 3회 닭발 팩 | 노화를 막고 피부의 윤기와 탄력을 유지한다. |

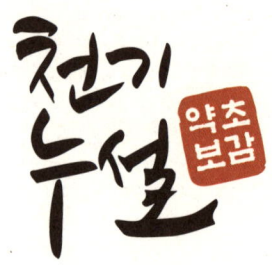